和田秀樹

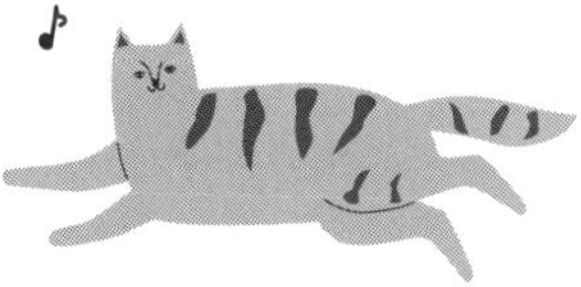

老いたら好きに生きる

健康で幸せなトシヨリになるために

続けること
始めること
やめること

毎日新聞出版

目次

序章 〝鬼門〟の70代を越えれば黄金の80代が待っている

第1章 80歳を過ぎても、自立した生活を続けるために必要なこと

第2章 80代を楽しく過ごすために、新たに始めること

第3章

80歳から始める20の健康法

第4章 80歳になったら「やめる」こと

第5章

病気とともに生きる私が続けること、始めること、やめたこと

終章

ヨボヨボ老人よ、さようなら

ブックデザイン　宮坂佳枝
写真　武市公孝（毎日新聞出版）
編集協力　阿部えり
ＤＴＰ　センターメディア

序章

〝鬼門〟の70代を越えれば黄金の80代が待っている

70代の生き方が80代の健康長寿のカギをにぎる

私は1988年に浴風会《よくふうかい》病院という高齢者専門の総合病院に勤務して以来、35年近く高齢者を専門に診てきました。その中で痛感したことは、「70代の生き方がその後の健康や長寿のカギになる」ということです。

運動機能であれ知的機能であれ、70代に入った頃から衰える人とそうでない人の差がはっきりしてきます。

高齢者の知的機能や運動機能は、きちんとそれを使っていれば、それほど衰えるものではありません。しかしながら、**使わなかったときの衰え方は若い頃とは違います。**

若い頃であれば、勉強せずに遊びほうけていても、あるいはスキーで骨折して1カ月ベッドの上で寝て暮らしていても、それでボケたようにはなりませんし、骨がつながれば翌日から歩けます。

しかし、高齢になれば、風邪をこじらせて1カ月も寝て暮らし、天井を眺めるだけで頭を使わない暮らしをしていると、リハビリなしには歩けないようになりますし、頭もボケたようになります。

実際、コロナ禍で自粛生活を続けていて、歩行がかなりヨボヨボしてきたり、頭がボケたようになってしまったりした患者さんは、私にかかっている人だけでも少なくありません。

今のご時世、60代で高齢を実感する人は少ないでしょうが、**70代ともなると健康に不安を感じる人は増えていきます**。

確かに、がんの罹患《りかん》率や死亡率、要介護になる率、あるいは認知症になる率などをみると、70代で急増します。

たとえばがんの罹患率は国立がん研究センターの統計によると60歳男性では7・8％、女性では12・4％なのが、70歳では男性21・9％、女性21・2％にはね上がります。これが80歳になると男性43・6％、女性32・8％ということですから、70代が〝鬼門〟であることがわかるでしょう。

認知症や要介護状態についても同様です。

厚生労働省の研究班によるデータ解析の結果では65～69歳で1・5％だった認知症の有病率が80～84歳だと22・4％に（2019年公表）。要介護認定率も65～69歳では3％程度なのが、80～84歳でその約10倍にはね上がります（2022年公表）。ヨボヨボしたりボケたりする高齢者と、元気で自立した高齢者に分かれるのはまさに70代といえます。

血圧はちょっと高めのほうが元気でいられる

さて、このような話をすると、70代に入ったら健康に気をつけないといけないと考える人が多いでしょう。さまざまな検査データの異常があると、脳卒中や心筋梗塞《こうそく》が起こりやすいのは確かです。

ただ、私がこれまで６０００人くらいの高齢者を診てきた印象では、検査データが正常である人ほど元気、とは限りません。

血圧がやや高めの人のほうがアクティブな場合が多いし、コレステロール値が高めの人のほうが若々しい。ちょっと太めの人のほうが生き生きしています。

私が以前勤務していた浴風会病院は日本で最初の公的な養老院「浴風会」に属し、日本で最初に老年医学の研究を行おうと東京帝国大学の医学部から医師が派遣されたところです。その伝統もあって、私が勤務していた頃は年間１００人くらいの解剖が行われていました。そこでは多くのことを学びました。

85歳を過ぎて体の中にがん細胞がない人はいませんし、誰にでも動脈硬化が認められました。解剖の結果、死因ががんだったのは全体の３分の１くらいでしたから、がんを〝飼って〟いて、知らずに亡くなる人が３分の２くらいいることになります。

確かに動脈硬化の予防のためには血圧や血糖値、コレステロール値を下げたほうがいいのですが、どんなに気をつけていても加齢には勝てませんから、70代、80代にもなれば誰にも動脈硬化が見られるのです。

動脈硬化とは、動脈の壁が厚くなり、血液の通り道が狭くなること。いったん動脈硬化が生じてしまうと、むしろ血圧が高いほうが脳に酸素が行き渡りやすいし、血糖値が高いほうが脳にブドウ糖が供給されやすいというわけです。

要するに、**中高年の動脈硬化の予防の時期と、高齢になって動脈硬化が生じてしまって以降とでは、健康法を変えないといけない**ということです。これは私が長年、高齢者の臨床を行って得た実感と合致しています。

「病気のデパート状態」の私はどう過ごしているか

では、実際に私がどんな健康法を実践しているか。

２０２２年5月から「サンデー毎日」（毎日新聞出版）誌上で「『幸福の１００年』を生きる 和田秀樹の健康教科書」と題した連載を始めたところ、読者からかなりの数のハガキが編集部に届いたそうです。

その中で多かったのが、私自身が日常、何を食べ、どんな運動をし、何に気をつけて、どんなことをしているか、という質問でした。

実際、人様に年をとったら検診なんて受けるなとか、血圧や血糖値は高めのほうがいいなどと言っておいて、自分は検査データにこだわって、数値を下げるために薬を飲んでいるなら、まさにダブルスタンダードです。

実は、**私は現代医学においては病気のデパートのような人間です。**

２０１９年、風邪をひいたあと喉が渇いて仕方がないので、私が非常勤で勤務していた病院の院長に血糖値を測ってもらったら６６０ｍｇ／ｄｌ。正常値とされる数値が空腹時70～１１０ｍｇ／ｄｌですから、まさに最重症レベルの糖尿病です。

インスリン注射だけは嫌だったので、北海道で開業し、インスリンを使わない糖尿病治療の本を書いている同期の医師に連絡して、東京でインスリンをなるべく使わない治療を行っている医師を紹介してもらいました。

あれこれと薬を試してもなかなか血糖値が下がらなかったのですが、スクワットで下がるという本を見つけ、下肢の筋肉をつけるのが一番と知り、それまでほとんど歩きませんでしたが、**1日30～60分は歩くようにしたら、ヘモグロビンA1cの値が9～10％、早朝血糖値は300mg／dlを切るくらいまで下がりました。**

通常ならもっと下げろと言われるところですが、自分の信念もあり、また、喉が渇かなくなったので、現在はこのくらいの数値でコントロールしています。

血圧のほうは10年来、たまに測ると上の血圧が200mmHgを超えているのは気づいていましたが、血圧が高いほうが頭が冴《さ》えているので放っておきました。

ところが、やはり同級生がやっているクリニックで心臓ドックを受けると、冠動脈は何でもなかったのに、心筋の肥大が激しいと言われました。

　血圧が高いのを放っておくと心臓が常に激しい運動をしていることになるので、筋肉が分厚くなってくる。すると心臓の血を溜めておく部分が狭くなるので、最終的には心不全といわれるポンプ機能不足の状態に陥ってしまう。ちょっと歩いただけで息が切れるというわけです。それではまずいので、やはり薬で血圧を下げることにしましたが、**正常値まで下げると頭がフラフラするので、今は170くらいでコントロール**しています。

　それで大丈夫と思っていたら、1年ほど前に飛行機から降りると激しい喘鳴《ぜんめい》（編集部注：呼吸をするときに「ヒューヒュー」「ゼーゼー」など音がすること）がしたのです。知り合いの病院で緊急の検査をしてもらうと、心不全と診断されました。

　それ以来、利尿剤を飲み続け、おかげで息が切れることはなくなりました。

健康データが正常値でも健康とは限らない

コレステロール値はいつも300mg/dl前後で、中性脂肪は600mg/dlくらいのことが多いです。基準値はコレステロール値が220mg/dl未満で、中性脂肪は30~149mg/dl（空腹時）ですから、かなり高いほうです。

これについては高いほうがいいと信じているので、**薬はもちろん使っていないし、肉を食べる生活も毎晩ワインを飲む生活も変えていません。**ただし、中性脂肪が1000mg/dlを超えたときには、世の中で一番痛いといわれる病気、急性膵炎《すいえん》になるぞと脅されて薬を飲むことにしましたが。

私は2023年6月で63歳になりましたが、この年代で、これだけ病気を抱えていると、さぞ不健康でヨボヨボしていると思われそうですが、自慢じゃないが、とても元気で体力があります。

仕事に関しては、大学の教員、勤務医、自分のクリニック、そして教育産業の経営を続けているし、２０２１年から本が売れたこともあって書籍や雑誌、ネット記事などの執筆依頼も殺到していますが、それもどうにかこなしています。２０２３年の６月には７冊、７月には５冊の新刊書が刊行されました。２０２２年７月からは作家の林真理子さんの推薦を受けて、日本大学の常務理事の職に就いています。

よく疲れないねと言われますが、少なくとも書きものについては書きたいことを書いているので、むしろストレス発散になっています。落ち目にならないかぎり、70歳くらいまでは、このスタイルで仕事を続けるつもりです。**健康を害するより話がつまらなくなって落ち目になるほうが、よほど怖い**ことです。

糖尿病も高血圧も心不全も検査上での病気ですが、２０２０年に帯状疱疹《たいじょうほうしん》、２０２１年に五十肩をやったくらいで（これも当座はかなりつらかったが）、なぜか風邪もひきませんし、ＰＣＲ検査で陽性になったことは３度ありますが、これだけの基礎疾患があるのにすべて無症状でした。

好き勝手に暮らしているから免疫機能が高いのだろうと信じています。

そして、いつも周囲の人に言われるのですが、歩くのは速い。青信号が見えるとすぐに走ってしまう。自分でも心不全とは思えません。

周囲のお世辞を真に受けているのかもしれませんが、見た目も若いようです。確かにずっとボツリヌス毒素（ボトックス）の注射はしていましたが、コロナ禍になって3年ほどやっていなくても、なぜかしわができません。

私が、健康というのは検査データが正常値を指すことではないと主張できるのは、たくさんの高齢者を診てきたことだけが理由でなく、自分の肌感覚からそう言えるからなのです。

5年後10年後はわからないから今の幸せを大切にする

とはいえ、これだけの異常値を実質放置して、好きなものを食べ、ワインを毎日飲む暮らしをやめないのですから、今はよくても、5年後、10年後のことはわかりません。平均寿命まで生きられないことや、腎臓を悪くして透析を受けるなどということも十分あり得る話です。

実は、**私はこの暮らしを、自分を使った人体実験のつもりで続けています**。

「フィンランド症候群」という言葉があります。フィンランド政府保健局が首都ヘルシンキ在住の40~55歳の男性で、心臓疾患系の危険因子を抱え、生活習慣が似ている1222人を対象として、15年にわたって行った調査研究のことです。

被験者の男性を二つのグループに分け、一方には「高血圧対策の投薬や生活指導などの介入」を行い、もう一方には「なにもせずに様子を見守」った。その結果、生活指導の介入を行ったグループのほうが、死亡率や自殺率等が高かったというのです。この話には異論もありますが、私は長年の高齢者の臨床経験から、検査データの異常値より心理的ストレスのほうが体に悪いと信じるようになりましたから、この結果に頷《うなず》けます。

ただ、日本で同じような研究はなされていません。強いて挙げれば財政破綻で市民病院が閉院になり、総合病院がなくなった北海道夕張市で、かえって三大疾患の死亡率が下がったという事実があります。

いずれにせよ**日本では血圧や血糖値を下げることで寿命が延びたり、病気が減ったりするという大規模な比較追跡調査はありません**。欧米のデータを鵜呑《うの》みにしているだけで、彼らと日本人とでは生活様式も食生活も疾病構造もまったく違います。どちらが正しいかわからないなら楽で気分がいいほうがいい、ということに私は賭けて、自分を使って実験をしているわけです。

この答えは20年くらい経たないとわかりませんが、信じているから自分でできるのも確かなことです。

男性ホルモンを補充し、コレステロールも摂る私を元気にする「足し算医療」

とはいえ、私が医療のお世話になっていないかというと、実はそうではありません。**血圧の薬は多少飲んでいますし、心不全の治療のための利尿剤も飲んでいます。**慢性下痢なので毎日数種類の胃腸薬も飲んでいます。

実は1年くらい前まで毎朝頭痛がするので、鎮痛剤を飲み続けていました。近藤誠先生（編集部注：『患者よ、がんと闘うな』などのベストセラー多数の医師。2022年8月死去）と雑誌で対談した際に、いかに鎮痛剤が体に悪いかを聞いてやめてみたら、思ったほど頭痛が悪くならなかったので、今はやめることができました。

私の場合、原則的に検査データを正常にするより自分の苦しみを取るために薬を飲んでいます。それが本来の使い方だと信じているからです。ただ、それ以上に**心がけているのが「足し算医療」**です。年をとるほど、体の中で足りないものが出てきます。ならば、薬を使って高い値を下げていく引き算医療より、**体に足りなくなったものを足したほうが元気になれるはず**です。

私のアンチエイジングの師匠であるクロード・ショーシャ先生は、ジャッキー・チェンをはじめ、世界のセレブリティの老化予防の主治医を務める、その道の第一人者ですが、私は彼の処方するサプリメントをずっと飲み続けています。ショーシャ先生のクリニックでは、尿の検査をして、さまざまな代謝産物や有毒な物質を分析して足りないものを見つけ出し、一人一人違うサプリメントを処方してくれます。私は足し算医療として10種類以上のサプリメントを飲んでいますが、そのせいか調子はいいです。

自分のクリニックで行っている男性ホルモンの補充療法も、足し算医療としてずっと続けています。これはサプリメントと比べてはるかに即効性があります。頭も冴えるし、意欲も保たれる。さらに筋肉もつきました。歩くのが速いのはそのためではないでしょうか。

もちろん、栄養も十分摂るようにしています。前述の血糖値やコレステロール値を見るとほかの医者なら許さないような摂取量ですが、**栄養についても余る害より、足りない害のほうが大きいと信じています。**

実は、私はこの「足し算医療」もここ2、3年提唱しているのですが、これについても自分が実験台のつもりでいます。そして体にいいとされているものは、あれこれと試し、調子がよくなったものだけを残しています。

検査データはかなり悪いところが多いですが、主観的には元気でいることができています。

人に相手にされ続けることが、私にとって最高の健康法

ほかに私が心がけていることといえば、脳を若々しく保つことです。そのひと

つが、前頭葉を使うことです。コロナ自粛に反対したり、ウクライナ戦争の報道姿勢が偏っていないかと提起したりするのも、人が言っていないことを考えることが前頭葉にいいという信念のもとに行っています。

『テレビの重罪』（宝島社新書）、『マスクを外す日のために』（幻冬舎新書）などの本を立て続けに出したのも、自分の前頭葉のトレーニングにもなるはずだし、読者にとっても前頭葉を刺激するはずだと信じているからです。

前頭葉を使うという意味では、私の場合、コロナ禍でも社交を絶やさないようにしていました。頻度は減りましたが、ワイン会はずっと続けています。

いろいろな人と会って話すことの脳への刺激は、格別です。

たまたま、本が売れて珍しく経済的に余裕のある状況になっていますが、前から欲しかったワインを次々に買うので、貯金が増えません。

ハングリーなほうが働く気になりますので、今の状況は私にとってちょうどいいと思っています。**ワインのコレクションが心を豊かにしてくれますし、いつ誰**

と飲もうかを考えるとワクワクすることもできます。

自分自身、多くの人の老いざまを見てきたおかげで、「こんなトシヨリにはなりたくない」「こんなトシヨリになりたい」というイメージが、50代くらいからだんだん固まってきました。実は、それを2022年5月末発売の『老いの品格』（PHP新書）という本にまとめました。

私が本に書いているのは、自分が実践していることより、努力目標である場合が多いです。たとえば『感情的にならない本』（新講社）という本がベストセラーになりましたが、自分が感情の起伏が激しいことを自覚していましたので、努力目標として書いた側面が大きいのです。

『老いの品格』にも、自分の努力目標、自分がなりたい高齢者像を書いています。結論的には、私にとって老いの品格とは、品がいいこと、賢いこと、面白いことです。

品がいいというのは、自身の老いを素直に認め、ジタバタしたり、不安に振り

回されたりせずにおおらかに生きることです。そういう人は妙なオーラを醸し出し、それが品のように思われるのです。

賢くというのは、物知りということではなく、酸いも甘いも噛み分けてきた人ならではの発想ができることです。世の中、理屈通りにいかないということを人生経験で知ってきた人なら決めつけもしませんし、多様な考え方ができるのです。そういう賢さを私も身につけたいものです。

日本は同調圧力が強く、意見や世論が斉一化しやすい社会ですが、**高齢者が人生経験から世論とは違ったことを言えると面白いと思われるはず**です。

人が話を聞きたがるのは、そういう面白い高齢者だと信じていますので、私もなんとか人様に面白いと言われるようになりたいし、面白くなくなったと思われないように努力するつもりです。

人に相手にされるようなトシヨリであり続けることが、私にとっての最高の老化予防法なのです。

70代は「老い」と闘い、80代は「老い」を受け入れる

現代は昔と比べて長寿化しているために、できるだけ若くしていないと「老後」が長すぎてしまいます。

老いにまつわる名著はたくさんありますが、私の印象では老いと闘っていくつになっても若々しくいようという派と、アンチエイジングに否定的で老いを素直に受け入れるべきだという派に分かれる気がします。

長年、高齢者を診続けてきた私の印象では、**老いと闘える間は闘い、だんだん衰えが目立つようになれば、素直に受け入れるというのが現実的**ではないでしょうか。

また、老いというものは、一気にやってくるものではありません。ある人は記憶力から衰え、ある人は足腰から衰える。耳が聞こえにくくなって老いを感じる

人もいるでしょう。しかし、これらのことが同時期に生じることは稀《まれ》です。

あるいは、ある種の「事件」がきっかけで老いることもあります。

それまで元気だった高齢者が脳梗塞になって体が不自由になったり、言語障害が生じたりすることもあります。転倒をきっかけに歩行困難になることもあります。予防が可能なようにいわれていますが、健康に気をつけていたり、なるべく歩くようにしたりすることで「事件」に遭う確率は下がるでしょう。しかし、やはり起こるものは起こります。

そうして**いろいろな形で衰えが生じやすくなるのが80代**といえます。

80代後半ともなるとテスト上の認知症の有病率は40％になるし、半数の人が要介護認定を受ける。

ざっくり言えば、**70代は老いと闘う時期で、なるべく現状を維持する時期**といえます。そして**80代以降は老いを受け入れる時期**といえるのです。

健康を決めるのは検査データではなく、自分の主観

高齢者に限ったことではありませんが、精神科医としての長年の経験からどうしても言っておきたいことがあります。それは、健康も幸せも主観的なものであるということです。

WHO憲章には、「健康とは、病気ではないとか、弱っていないということではなく、肉体的にも、精神的にも、そして社会的にも、すべてが満たされた状態」と定義されています。つまり、検査データの結果より、**自分が満たされているかどうかが健康の基準なのです。そして、それを決めるのは本人の主観であって医者ではありません。**

私だって、糖尿病と高血圧と心不全を抱えながら、たまたま本が売れて、人が話を聞いてくれるようになりましたし、出版依頼が殺到し、60歳を過ぎて今が一生で一番アクティブに過ごしていますし、満たされています。それが健康な状態

であると思います。

食べたいものを我慢したり、だるくなるのに薬を飲んだりしても、人間はいつかは寝たきりになるし、死ぬのです。ならば**私は今の幸せを選びたい。**幸せも主観的なもので、現代精神分析の潮流は患者の主観を変えることです。

心理学を経済学に応用してノーベル経済学賞を受賞（2002年）した心理学者、ダニエル・カーネマンは、人間の幸せは参照点（自分が設定した基準）との差に依存すると論じました。100億円持っている人の参照点は100億円で、それより1000円損しただけで不幸せと感じますが、1000円しか持っていない人が1000円得をすると幸せを感じるというわけです。

若い頃成功者だった人は、莫大《ばくだい》な財産を得て広い家に住んでいても、若い頃と比べて周囲がチヤホヤしてくれなくなると、不幸せを感じます。

貧しく苦しい生活を送っていた人は、特別養護老人ホームの食事をとても美味《おい》しいと言い、スタッフの対応を「老い先短くなって、こんなに親切にしてもらって本当に幸せです」と語ります。

高齢者をたくさん診てきて、社会的地位など一時的なものを得ようと若い頃のようにあくせくしないでいいと思えるようになったのは、今でも私の財産です。**客観的事実がどうあれ、今を幸せと思えれば幸せだし、不幸と思えば不幸なのです。**そして年をとるほどそれが顕著になります。そういう意味で、**加齢は人生逆転のチャンス**なのです。

誰でも長所も短所もあるし、幸運な面も不幸な面もあります。ならば長所だけ、幸運な面だけ見ているほうが幸せになれるというのが私の人生の結論です。

幸運な面だけを見るには、ちょっとしたコツが必要です。それがこの本のテーマでもある**「続ける」「始める」「やめる」、それぞれを明確にすること**です。不要なことに囚《とら》われていたり、新たに始めるべきことに気づいていなかったりしたら、せっかくの幸運を逃してしまいます。70代、80代からの人生逆転のチャンスをものにするために、できるところから始めてください。

第1章

80歳を過ぎても、自立した生活を続けるために必要なこと

「想定外のこと」を増やせば、脳の老化は防げる

老いを遠ざけ、いつまでも元気で若々しくいるためには、「感情」を動かすことが何より大切です。なぜなら、**人の老化は「知力」や「体力」よりも、まず「感情」の衰えから始まる**からです。

「もの忘れが激しくなった」のは知力の老化。「昔に比べて走れなくなった」のは体力の老化。感情の老化とは「やってみよう！」という意欲やギラギラした欲望、新しいものを生み出す発想力、柔軟性、機動力などが低下する状態を指します。

人間の脳の中で真っ先に縮み始め、機能が低下するのが感情を司《つかさど》る前頭葉です。早い人では40代から萎縮が画像で目に見えるようになります。ただし、記憶力や体力の衰えと違って前頭葉の機能低下は気づきにくい。これまでやってきたルーティンの仕事は、特に考えずともサクサクこなせるため自覚しにくいのですが、放

っておくと、いずれは新しい物事や突発的な出来事への対処が苦手になっていきます。徐々に感情が老化し、気づいたときには脳も体も見た目も、すべてがどっと老けてしまっているのです。

逆にいえば、**感情の老化を防げば、かなり若々しさを維持できる**ということです。高齢者が体力を維持するために体を使うことが重要なように、脳の機能も「思い、考え続けること」、つまり感情を動かすことが老化予防につながります。そのためには前頭葉を使うことが必要なのです。

前頭葉は「想定外なことへの対応力」という重要な働きを担っているため、**「先の読めない不確実なこと」に積極的に取り組むことをおすすめします**。平穏な日常生活では、前頭葉を使う機会が減り、その結果、感情が動かず、意欲が湧かなくなり、ますます脳を使わなくなるという悪循環に陥ってしまうのです。

前頭葉の機能は意欲や自発性、創造性につながるだけでなく、思考を切り替える際にも働いています。前頭葉機能が低下すると、一度カッとなると火がついたように怒り出す、いつまでも泣いているなど、感情のブレーキが利きにくくなります。これも前頭葉の機能が衰えたことが原因です。足腰を衰えさせないために歩くことが大切なように、前頭葉も使うことが感情の老化防止につながります。

70代、80代になっても前頭葉を若返らせることはできる

前頭葉というのは目新しく、珍しいことを行うときに働くものだと私は考えています。逆に前頭葉の機能が落ちてくると生活がルーティン化し、前例踏襲型になっていきます。**早い人ですと40代くらいから前頭葉の老化が始まる**わけですが、このくらいの時期からルーティン化、前例踏襲型になる人は珍しくありません。行きつけの店しか行かなくなったり、同じ著者の本しか読まなくなったりするなど

です。

前頭葉を使うためには、その逆のことをすればいいことになります。

誰かに何かを誘われたときに、億劫な自分がいても、**やってみよう、行ってみようと、いったんは誘いに乗る姿勢が大事**。年下に〝ダメ口〟を使われるなど、カチンとくることがあっても、「それでもいいじゃないか」と自分に言い聞かせる。若々しくいるためにお金をかけて見た目をよくしようと努力するように、感情も若々しくしておくことを心がけましょう。誰かと出かけることが増えれば、思考も柔軟になりますから、体や脳にもいいことなのです。

自分には誘ってくれる人がいないから、などと悲観することはありません。一人でも前頭葉を使うことはできます。たとえば、普段行かない店で食事をする。ランチで入る店を毎日変えてみる。普段読まない著者の本を読んでみる。保守系の雑誌しか読まない人は、リベラル系の雑誌を読んでみる（もちろん、逆も同じことです）。料理で冒険するのも前頭葉を刺激します。新しいレシピを試したり、珍しい食材を使ってみたりするといった具合です。

海外では、大学に入ると教授にけんかを売るような人が優秀とされますが、日本ではノートを一生懸命とって教授が言った通りの内容をテストで書く人が優をもらう傾向があります。会社でも新奇なことをやる人より、上司の言うことを聞く人のほうが出世しやすいようです。

要するに、これまでの人生で前頭葉を使ったことがない人が圧倒的に多いのが、日本という国の特徴だといえます。

だから、ちょっと前頭葉を使う習慣をつけると若い人より前頭葉が働き、面白い高齢者になれるのです。つまり前頭葉は若返るのです。**70代、80代になっても脳を若返らせることは十分可能です。**同時に意欲の老化も防げるはずです。ぜひ意識して、前頭葉を使う習慣を続けてみてください。

いい老人になるより、話の面白い老人を目指そう

「老害」という言葉をよく聞くようになり、自分はそうならないように努めているという人は少なくないでしょう。

相手からしたらまったく興味が湧かない話を延々と聞かせたり、昔の自慢話ばかりをしたりする人が老害に当てはまります。かといって、老害と言われるのを避けるために人の話は聞くだけにするとか、相手に合わせているだけというのでは、**いいおじいさん、いいおばあさんと呼ばれるかもしれませんが、脳は老化していくばかりです**。それでは面白い人とは思ってもらえません。

私が長年、高齢者を診ていて目標にするようになったのは、「面白い高齢者」になりたいということです。理想はタレントの高田純次さんです。自由奔放な芸風で人気を集めている高田さんのように、細かいことにこだわらずテキトーでいることはメンタルヘルスにもいい影響を与えます。つまらないことで目くじらを立

てる高齢者は若者にうっとうしがられるだけですから。２０２１年に99歳で亡くなった瀬戸内寂聴さんも理想とする一人です。寂聴さんのように、**大勢の人が話を聞きたくなるような高齢者になりたいものです**。

話の面白い高齢者というのは、今の時代であれば、ネットで検索しても出てこないような経験に基づいた話ができる人。たとえば、週に4回くらい行列のできるようなラーメン屋に行き、実際に食べてみた感想を面白おかしく話せたら、若い人だって、話を聞いてみようという気になるでしょう。70代はまだ体が十分に動く年代ですので、ぜひそうした体験を積んでいただきたい。

昔の高齢者であれば、戦争体験などが若い人が聞きたい話の定番だったでしょうが、今の70代にはそういう話は期待できません。

あるいは、飢えに直面した日本の悲惨な状態を子ども時代に経験して、今の食料安全保障は危険だと論じるには、70代は少し遅い世代かもしれません。

ただ、子ども時代に、親の給料が上がるたびに、次はテレビ、次は自動車と買う喜びを経験した高度成長期の世代なので、給料を上げるほうが景気はよくなるという話を、資本主義の富の不均衡について述べたフランスの経済学者、トマ・ピケティの理論などと結びつければ、説得力のある話が可能でしょう。

あるいは、自分たちが現役だった時代は法人税が高かったので、会社が経費を使うことに積極的で（そのほうが税金は安くなるからです）、給料も上がり続けたし、バブル期にいい思いをした話をして、減税より増税のほうが景気はよくなるという経済の常識と逆の説を展開したら、面白い高齢者と思われるかもしれません。

世間の常識に囚われず、言いたいことを言ってもいい

話の面白い高齢者を目指すためには、世間一般と違う「一家言」を持つのが近道です。

高齢者から運転免許を取り上げるという風潮が高まっていますが、昔は交通事

故で1万人以上も亡くなっていたのは、自動車に大して規制をかけなかったためで、その後の日本の製造業の隆盛があったのは事実です。**75歳以上のドライバーによる死亡事故は年間400件もありません。**逆に、高齢者が交通事故の最大の被害者で死者数の5割を超えているなどという話も、今のご時世、興味深いでしょう。

70代というのは、ある程度パソコンを使って仕事をするのが当たり前になった世代の走りでしょう（この年代で電子カルテが使えない医者を見たことがない）。屁理屈と言われても、常識と違うデータを探すことは難しいことではありません。

少年犯罪が起こるたびにSNS（ソーシャル・ネットワーキング・サービス）などの影響で、それが増えているようなニュアンスでコメントする「識者」がたくさんいる中で、ちょっとデータを検索すると2003年くらいから少年非行件数が減っていることくらいすぐわかります。私自身も経験していることですが、昔の不良の怖さは半端ではありませんでした。

こういう**経験とデータを交えて話ができるのが70代の強み**であり、常識に反することを思いつく、考えるというのは、前頭葉の最高のトレーニングでもあるのです。

少なくとも長く生きてきた経験から、世の中は理屈通りにいかないという立場をとることができます。その強みを活かして、前頭葉を鍛えながら、話の面白い高齢者を目指していきましょう。

検査結果に一喜一憂せず、調子がいいと感じられればそれでよし

前頭葉を強化するとともに、男性の場合、気をつけたいのが男性ホルモンの低下です。日本の医学界は長年コレステロールの働きを無視して、コレステロールを目の敵《かたき》にするような傾向がありました。確かに、コレステロール値が高いほど

動脈硬化も進むとされているし、実際、心筋梗塞を起こしやすいともいわれます。

死因のトップが心疾患であるアメリカのような国では、コレステロールが目の敵にされるのは理解できます。しかし、日本ではがんで死ぬ人が心筋梗塞で死ぬ人の10倍以上います。実は、**コレステロールはがん細胞のもとになる〝出来損ない〟の細胞を掃除してくれる免疫細胞の重要な材料のひとつ**なのです。

おそらくコレステロール値が高い人ほど免疫活性がよいのでしょう。ハワイの住民調査では、コレステロール値が高いほどがんになりにくいことがわかっています。それ以上に私がコレステロールが大切だと思う理由は、コレステロールが性ホルモンの材料となるからです。

閉経後、女性は大幅に女性ホルモンの分泌が減ります。そのために肌つやも悪くなるし、骨粗しょう症になりやすくなります。女性ホルモン補充療法を行うと、これらの問題が解決されますが、補充療法を行わない場合は、コレステロールが高い人のほうが女性ホルモンの分泌は多くなるのです。女性の若々しさを保っために、コレステロールは必須なのです。

男性の場合は、さらに深刻です。閉経のような象徴的な出来事がないので意識されることが少ないのですが、**男性ホルモンは加齢に伴い減っていきます**。すると、性欲だけでなく意欲が衰え、筋肉の量が減り、人付き合いが億劫になり、記憶力や判断力も衰えていきます。

肉を摂り、牡蠣《かき》やナッツ類など亜鉛の多い食品も積極的に摂り、そして運動することで男性ホルモンはかなり保たれます。それでも意欲や記憶力の衰えを自覚するなら検査をして、低い値が出た場合、注射や飲み薬で補充できます。私のクリニックでも最もリピーターの多い治療ではありますが、まず（男性ホルモンの）材料であるコレステロールの摂取をおすすめします。

同時に医者との向き合い方も変える必要があります。一般的に中高年を過ぎれば、メタボ健診も含め、さまざまな健康診断を受け、異常値が出ると薬や節制で補正というのが原則になっています。ただ、昔は血圧が140mmHgくらいでも脳内出血が起こりましたが、たんぱく質をきちんと摂取するようになって血管が強くなったためそれは激減しています。

血圧や血糖値、コレステロール値を下げるのは動脈硬化の予防のためです。

ところが、この手の医療を行っても**動脈硬化は老化現象でもあるので、遅らせることはできても避けることはできません。**

結果的に、若い頃より血管の壁が厚くなり、血液の通る空間、「腔《こう》」が狭くなります。そのため、**血圧や血糖値がやや高めのほうが脳に酸素や糖が行き渡る**ことになるのです。降圧剤などの薬を使うと頭がフラフラするというのは、血圧が下がりすぎたために起こる現象です。

だから検査結果に一喜一憂して薬漬けになるより、自分が一番調子のいい程度に薬を減らしたほうが、その後の人生が主観的には楽になります。

血糖値は正常値より、少し高めがちょうどいい

私の経験からすると、高齢になるほど、栄養状態がいい人のほうが健康だということがいえます。**加齢とともに消化機能が老化し、さまざまな栄養素の吸収が悪くなっていくため高齢になるほど栄養が足りない害が大きくなります。**

動脈硬化のために糖分が不足すれば低血糖の症状が出やすくなり、脳の働きが如実に悪くなります。血糖値を正常化させようとすると、どうしても早朝に低血糖が起こりやすくなるのです。かつて私が勤務していた高齢者専門の総合病院、浴風会病院では低血糖が原因の失禁や認知症のような症状を呈する患者さんが多数見受けられましたが、血糖値を下げる薬やインスリンを減らすと劇的に改善しました。

低血糖状態では、意識が朦朧《もうろう》とすることも珍しくありません。前述のように高齢者の交通事故がしばしば話題になりますが、普段、暴走や逆走をしない高齢者

がそのような事故を起こす原因として、意識障害は十分考えられます。低血糖はそのくらい怖いものなのです。

塩分を控えすぎるのも問題です。高齢になると腎臓がナトリウムをキープする能力が落ちるので低ナトリウム血症を起こしてしまいます。これも意識障害の原因になりますし、ひどいときにはてんかん発作のような症状も生じます。**高齢者から免許を取り上げる前に、事故原因の検証を行い、薬のチェックもしてほしい**ものだと思います。

そもそも日本の医学は栄養学を軽視し続けてきました。森鷗外は日露戦争の際に陸軍の医療責任者でしたが、脚気《かっけ》を伝染病と考え、栄養学を無視したために戦病死者の75%に上る脚気死者を出したとされています。

戦後、結核が減ったのも米軍が脱脂粉乳を配って、たんぱく質の摂取量が大幅に増えたからです。抗生物質では結核になった人を救えても、発症する人を減らすことはできません。

日本人の死因のトップが脳卒中だったのも、たんぱく質の摂取量不足が原因だと考えられます。本来、血管は血液が流れる勢いに耐えられるよう、ゴムでできたチューブのようにしなやかで弾力に富んでいます。しかし、たんぱく質が足りないと動脈などの血管がゴムの入っていないタイヤのような状態になるため、最高血圧が140〜150mmHgで脳出血が起こっていました。たんぱく質を十分に摂取している現在では、動脈瘤《りゅう》などが原因のくも膜下出血以外の脳出血は、ほとんど見られません。現在の脳卒中の主流は、血管が詰まる脳梗塞です。

動けば動いた分だけ運動機能と脳の働きはキープできる

2020年からスタートした**コロナ自粛の最大の被害者は高齢者**、私はそう思っています。高齢者のほうが重症化するとか、死者が多いということ以上に、自粛生活の影響が大きいからです。

高齢になったからといって、歩行機能がそれほど落ちることはありません。街を歩く高齢者の中には、若い人と遜色ない速さで歩いている人も少なくないでしょう。しかし、**体や頭を「使わなかったとき」の機能低下は高齢になるほど激しくなります。**

使い続けていたら歩行機能も認知機能もたいして落ちないのに、使っていないと衰えてしまう。そこで、脳も体も動かし続ける、これが老化予防の大前提だと理解してほしいのです。寝込むようなことがなくても不活発な生活をしていると同じように衰えます。コロナ自粛も3年以上続き、実際、私の患者さんでもその影響は如実に出ています。

コロナ自粛後、患者さんが外来に現れず、家族が処方箋を取りにくることが増えました。家族に聞いてみると感染が怖いから外に出ないのだそうです。

「ちゃんと歩いていますか」と聞くと、ほとんど歩いていないと答える人が多く見られました。外に出なくなったため、かなり足腰が弱り、ほとんどの人が認知症も悪化していました。

一方で、この時期でも通院を続ける人は「歩かないと歩けなくなりますから」と開き直っています。もちろん、歩行機能は衰えていません。**とにかく動く、頭を使うことを心がけてほしいと思います。**

のんびり散歩で、脚と一緒に脳も鍛える

若いときに体を使わなかった分だけ、高齢になれば衰えが激しくなるので、原則的に私は運動推進派です。ただし、激しすぎる運動は体の酸化を進め老化につながってしまいますので、どちらかというと**ウオーキングや水中ウオーキングのような穏やかな運動のほうをすすめています。**

筋力をつけることは期待できませんが、主眼にしたいのは足腰を弱らせないこ

となので、高齢者はウオーキングで十分効果が出ます。その点でいえば、階段の上り下りのような運動も大切にしたいもの。高齢になるほど、階段の上り下りはつらくなりますが、続けていればできなくなることはありません。やめてしまうと下りの階段が怖い、下りるのが難しいということが起こってきます。

なぜ下りの階段が苦手になるか。それは下りに使う筋肉が先に衰えるからです。だからこそ、階段を下りることで積極的に脚を使って筋力を維持しましょう。ほかに衰えたなと感じるところがあれば、積極的に動かすようにすることで衰える速度を遅くすることが可能です。

体の老化は足腰から始まります。老化防止のためには、普段から歩くことを心がけ、運動機能が衰えないようにすることが重要です。とはいえ、ひたすら歩くだけのウオーキングはつまらないですよね。そこで、**私がおすすめするのは、「のんびり散歩」です**。続けやすいことに加え、脳にもいい効果を与えることができます。

散歩の途中で、さまざまな草木や花々など、四季折々の変化を楽しんだり、のんびり考え事をしたりしながら歩いていると、思いがけずいい考えが浮かんできたりするものです。気持ちも前向きになってきます。

日によってコースを変えてみると、新しい店を見つけることも可能です。美味しそうなレストランを見つけたら、昼食をとったりするのもいいでしょう。これも脳にとって新しい刺激になります。本屋さんに立ち寄って新しい本を探すのも、ワクワクしますよね。昭和の雰囲気のある喫茶店を見つけて、コーヒーを飲んでホッとできれば、心の健康にもいい影響を与えることでしょう。

このように散歩にはウオーキングでは味わえない楽しみがたくさんあります。

お金は残さず、生きているうちに使い切る

私が多くの高齢者を見てきた結果、年をとるほどお金がかからなくなることが

わかっています。

いよいよ寝たきりになれば広い家など必要ありません。設備はゴージャスでなくても介護の行き届いている有料老人ホームなら、家を売ればおつりがくるくらいの金額で入居できます。もし、がんになっても治療しないと決めたら、高額医療費の心配もありません。

そして海外旅行なども物理的に無理になる年がくるし、超高級なレストランは、要介護高齢者には敷居が高いところが多いもの。あとは子どもに残すくらいですが、お金を残しても子どもが自分を大事にしてくれるとは限りません。いっそのこと、**元気なうちに財産は自分のために使う、その代わり介護の世話にもならないと子どもたちに宣言**してもいいでしょう。介護の心配がなくなるほうがありがたいと思う子どもも多いはずです。

私が**「金持ちパラドックス」**と呼んでいるものがあります。

たとえば、配偶者と死に別れた高齢者が、気の合う人や行きつけの店のおかみさんのような人と再婚する話になった際に、財産があまりない人の場合、子どもは喜んで賛成してくれます。

ところが財産のある人ほど、「そんなのは金目当てに決まっている」と子どもたちから猛反対されるのです。だからといって彼らがその人より献身的に介護してくれるかというと、決してそうではありません。子どもに反対され再婚をあきらめるというのは、賢明な判断とは思えません。

つまり、**お金を残している人のほうが幸せになれないのです。**お金を残すことが子どもたち同士の仲を悪くする例も、私はうなるほど見てきました。

認知症にならなかった場合は、**人間、亡くなるときの最大の財産は思い出**です。財産を残すより、思い出を作るため元気なうちに旅行や美味しいものを食べるなどして使い切るほうが、よほど悔いが残らないと私は信じています。

笑う門にはうつ来ない お笑い動画でストレス解消

人間、いくつになってもストレスとは無縁ではいられません。ものの見方を変えるとストレスが軽減されることもありますが、本当に嫌なことがあったらなかなか考え方だけでは対応できません。

その際に大切なのは、効果的なストレス解消法をいくつ持っているかです。たとえば、誰でもいいので愚痴を聞いてもらう。カラオケで歌うのでも、ゴルフの打ちっぱなしに行くのでもいい。美味しいものを食べたりお酒を飲んだりするのがストレス解消になるなら、そのときだけは検査数値を気にせずに楽しんでほしいと思います。ただし、一人酒はアルコール依存やうつ病のリスクを高めることになるので、避けたほうがいいかもしれません。

これまで長く生きてきた人生経験から、**これがストレス解消になるというものを見つけておけば、ストレスを感じることがあっても対応できます。**まだ見つかっていない人は、あれこれ試して見つけてほしいと思います。

私のおすすめは、笑うことです。笑うことで、**前頭葉の血流が増えることが知られていますし、何より免疫力が上がることも明らかになっています。**わざと笑顔を作るだけでもストレス解消に効果があるという説もありますが、できれば本心から笑いたいもの。

テレビのお笑い番組は「箸が転んでも笑う」若者向けが多いので、伝説の漫才コンビ「横山やすし・西川きよし」や落語の名人などの、心から笑えるDVDをぜひ活用してください。最近ではYouTubeにいくつも動画がありますので、検索してみれば、好みのお笑いが見つかるのではないでしょうか。

〝笑う門にはうつ来ない〟、そう心に留めていただきたいと思います。

元気に長生きしたいなら、よく噛んで食べる

高齢になると、食事中にむせることが増えたり、食が細くなったりします。原因として飲み込む力、つまり「嚥下《えんげ》機能」が弱くなったことが挙げられます。嚥下とは、口から摂取した食べものを咀嚼《そしゃく》し、飲み込み、食道を通って胃へ運ぶ、その一連の動きを指します。噛む力が弱くなると、咀嚼が十分にできなくなります。**咀嚼し切れなかった食べものはうまく飲み込むことができないため嚥下障害を起こし、誤嚥性肺炎につながる恐れがある**のです。つまり、よく噛むことは消化吸収を助けるだけでなく、病気予防にもつながるのです。

さらに、脳の活性化のためにも「噛むこと」は欠かせません。食事の際によく噛むことはもちろんですが、ガムを噛むこともおすすめです。

ガムを噛むと、あごの「咬筋《こうきん》」が動きます。この咬筋は三叉《さんさ》神経によって脳とつながっているため、動かすことで**大脳や扁桃体《へんとうたい》など認知機能を司る部位を刺激**

し、**血流が増える**という仕組みです。

さらに、ガムを噛むと、歯の根元の周りを覆っている歯根膜《しこんまく》が圧力を受けます。歯根膜への刺激も信号として脳に伝わり、脳を刺激します。これもまた、脳の活性化を促します。逆にいえば、あまり噛まない生活を続けていると、認知症のリスクを高めることにつながるのです。

噛むためには歯は大事にしたいもの。実際、**歯のほとんどない人は、歯が20本以上ある人に比べ認知症の発症率が1・85倍高い**というデータもあります。ただし、歯がほとんどなくても、入れ歯を使用している人は、使用していない人よりも認知症の発症リスクが低いという研究報告もあります。健康に長生きしたければ、義歯やインプラント、入れ歯など、歯にはお金をかけるべきだと私は思います。

食事の際は、若いとき以上に、よく噛んで食べる。さらに、普段からガムを噛むなどしてあごを動かす。そう意識するだけで、脳の衰えを防ぐことができるのです。噛むものはガムに限りません。要は咬筋を動かし脳を刺激すればいいわけですから、たとえばスルメでもいいでしょう。私もときどき、昔懐かしい「都こんぶ」を噛んでいます。

好きなときに好きなことができる一人で暮らすのも悪くない

70代後半になると配偶者との別れを経験し、一人暮らしをする人も増えていきます。女性のほうが平均寿命は長いことを考えると、夫と死別した妻が一人暮らしになるケースが多いと考えられますが、中には妻のほうが先に逝く場合もあります。気落ちした夫が急に元気をなくしてしまったという話は、よく耳にします。家事はすべて妻任せ、出かけるときもついていく、そんなふうに妻への依存度が高い人ほど、その傾向は強くなります。実際に妻を亡くした夫は余命が短くなるという調査報告もあるほどです。

家事のスキルが高く、地域とのつながりも強い男性であれば生活にさほど支障はないでしょうが、そうでなければ孤独のストレスに押し潰されてしまうかもしれません。そこで今、配偶者と元気に暮らしている人も、**いざというときに備え、一人で楽しく生きるための能力を身につけておくことが必要です。**

最近では、夫（あるいは妻）が定年退職を迎えたところで、それぞれが自由に好きなことをしながら暮らし、できるだけ一緒にいない時間を作るという「つかず離れず婚」を選択する夫婦も増えているといいます。

そもそも、「一人だから寂しい」というのは単なる決めつけです。むしろ、**「孤独は自由だ」「孤独は気楽でいい」**と考えてみてはどうでしょう。配偶者に先立たれ、やむを得ず一人暮らしをすることになれば、最初は孤独感に襲われるでしょう。しかし、孤独に暮らしていても時間は同じように過ぎていきます。寂しさにうつうつとしながら暮らすか、気持ちを切り替えて一人の時間を楽しむか、どちらがいいかは明白です。

大切なのは、先にも述べたように「孤独は気楽だ」と開き直ってしまうこと。そう覚悟を決められるよう、一人でも元気に過ごせるための方法を見つけておくことが必要です。私の知り合いの高齢男性に、配偶者を亡くしてから動画配信サービスを利用するようになった人がいます。観たい映画がたくさんあって、時間がいくらあっても足りないぐらいだと言っています。しかも「観たいときに観て、眠くなったら眠る。気楽でいい」と、一人の生活を楽しんでいます。

この男性のように、**一人でも「これをやれば元気になれる」「これで楽しめる」というものを見つけておきましょう**。前述したようなお笑いビデオを見ることもいいですし、運動でも語学の勉強でも何でもいいので、一つではなく複数見つけておく。できればリストアップしておくことをおすすめします。

好きなものを我慢しない食欲は幸せの証し

コレステロールや塩分など、高齢者に限らず健康のために摂りすぎないよう気をつけている人はいるでしょう。しかし、前述したように、コレステロールは男性ホルモンの材料になるもの。摂取量が減ってしまえば、意欲の低下や記憶力の衰えなどにつながります。高齢者はとくに注意です。

「コレステロール値が高いので、脂っこい食事は控えたほうがいいですね」

大抵の医師はそう言いますが、その言葉を鵜呑《うの》みにして、**好きなものや美味しいものを我慢していたら、人生の楽しみが半減してしまいます。**

私は人に幸福感をもたらしてくれるものの中で、美味しい食事はかなり上位に入ると信じています。たとえ、100歳まで生きるとしても、70歳、80歳と年齢を重ねていけば、残された食事回数はどんどん減っていきます。少ない回数なら、好きなものを食べたほうがいいに決まっています。食べたいもののことを思い浮かべて、お腹が空いてくるというのは元気な証拠ですし、**食欲があるというのは幸せなことです**。

それなのに、血圧を下げようとして塩分の少ない薄味のものばかり食べる羽目になったらどうでしょう。果たしてそれは幸せといえるのでしょうか。

医師が血圧や血糖値、コレステロール値などに注意を払うのは動脈硬化などの血管障害を予防するためです。脳梗塞や心筋梗塞は動脈硬化が原因で起こりますので、医師の立場では言わざるを得ないのかもしれません。

ただし、**血管は年をとれば誰でも硬くなります**。心配なら、同時に血液をサラサラにするといわれる食材を多めに摂る、水分を多めに摂る、運動を欠かさないなど、必要な予防策をとればいいだけです。それすら行わず、コレステロールだけを危険視するのは間違いです。高齢者にとってコレステロールは不可欠なものですので、罪悪感など持たず美味しく食べていいのです。

運転はできる範囲で続けて、自信がなくなったらやめればいい

高齢者が高速道路で逆走したり、交差点や駐車場でブレーキとアクセルの踏み間違いをしたりなどの事故を起こせば、マスコミは大きく報道します。そのたびに、高齢者の運転は危険だ、運転免許は返納すべきだとの声が高まります。

しかし、**高齢になれば事故を起こす確率が高くなるというデータなどありません。**確かに高齢者、中でも75歳以上の事故は多いですが、それでも16〜24歳の事故件数のほうがずっと多いのです。その現実から目を背けて、高齢者の運転は危険だと決めつけ、免許を返納させるのは間違いです。2023年3月に出した『90代になっても輝いている人がやっているトシヨリ手引き』（毎日新聞出版）でも述べましたが、**「高齢の人は認知機能が衰えているから車の運転は危ない」というの**

は、根拠のない決めつけで差別です。

そもそも、普段は車の運転で暴走や逆走をしない人が不自然な事故を起こすのは、薬による意識障害が原因ではないかと私は考えています。高齢になると複数の薬を常用している人が多く、代謝も低下していることから副作用が出やすくなり、低血圧や低血糖、低ナトリウム血症などになると意識障害も起こしやすくなります。事故を起こした運転手がそのときの状況を「よく覚えていない」と言うことがありますが、これも認知症より意識障害を疑っていい証言でしょう。そして、75歳以上の高齢者の起こす死亡事故の4割は自爆といわれる、ものにぶち当たって自分が死ぬというものです。これだって、意識障害が原因のことが少なくないはずです。

70代、80代は自由な時間を楽しみ尽くすことが人生最大のテーマです。そのためにも、**移動手段の選択肢を減らしてはいけません。**とくに外出の手段が限られる地方に暮らす高齢者ほど、車の運転をやめてはいけません。週に1度の買いものや通院に車を使っているような人は、免許を返納したら動きが取れなくなります。生活の自由度が大きく低下して、老いを一気に加速させます。

自分の用事のために誰かに車を出してもらうのは気が引ける、などと遠慮しながら暮らすことになれば、家に閉じこもりがちの生活になり、運動機能も脳機能も衰えていきます。高齢者が免許を返納すると、「偉い」「賢明な判断ですね」などと褒められますが、実際には老化を加速させることにつながります。

運転をやめることで外出の機会が減り、人と会ったり話したりすることも減ると、活動量もどんどん減っていきます。**免許返納は、維持できるさまざまな機能や楽しみや意欲を自分から手放すことになりかねないのです。**

免許返納は要介護になるリスクが高いということを、ぜひ覚えておいていただきたい。免許は返納せず車の運転はできるかぎり続ける。もし、運転する自信がなくなったらやめる、それでいいと私は思います。

できないことを嘆くより
できることを続ける努力を

ここまで70歳、80歳を過ぎても続けてほしいことを書いてきました。簡単にできることもあれば、ちょっと難しいと思われることもあったかもしれません。そこで、最後にひとつだけアドバイスを付け加えさせてください。

それは**「できることを減らさない」**ということです。残念ながら、高齢になればなるほど体の機能は少しずつ衰えていきます。それは誰も避けることはできません。ただ、すべてのことができなくなるというのは、本当の末期状態になってからの話です。寝たきりになっても話はできることが多いし、人を楽しませるような面白い話ができれば人も集まってきます。

認知症になっても、初期段階であれば車の運転も含めてほとんどのことができますし、かなり重度になっても、できることは残るものです。

私は介護する家族の方に、できなくなったことを嘆くより、今何ができるかを見てそれを大事にしてあげてくださいとアドバイスしています。運転ができるのに免許返納などもってのほか。実際、筑波大学の研究では運転をやめた高齢者は6年後に要介護になるリスクが2・2倍になるとされています。

今、歩けるなら散歩を続ける。今、料理ができるなら作り続ける。

前頭葉の刺激にはならないかもしれませんが、今、できていることが減らなければ、少なくとも今のADL（日常生活動作）のレベルは、かなりの期間にわたって保たれるのです。可能なら新しいことにチャレンジしてほしいと思いますが、できないことも増えていくでしょう。それでも**必要以上に落ち込まず、今できることに感謝してそれを続ける努力**だけは重ねてほしいと思います。

第2章

80代を楽しく過ごすために、新たに始めること

意識を切り替えて楽に生きる

人生の中で、私が「思秋期」と名づけている時期があります。40〜60代くらいを指し、この時期の過ごし方や考え方が健やかな老後を送るために極めて重要だと考えています。

前頭葉の老化が目立ち始め、セロトニンなどの神経伝達物質が減るためにうつ病にかかりやすくなる40代以降のすべての人に身につけてほしい思考パターンが三つあります。実は、これは70代、80代でも必要な思考形態ですので、自分はもう70歳を過ぎたから関係ないなどと思わず、ぜひ試してください。遅すぎることはありません。むしろ、これまで考えたことがなかったという人ほど、変われるチャンスです。

意識していただきたい思考は次の三つです。新しい意見をいったん受け止める

「そうかもしれない」思考。答えは一つと決めつけない「あれもこれも」思考。そして、とにかくまずは行動してから結論を出す「やってみないとわからない」思考、この三つです。

たとえば、味方だと思っていた人から批判されると、相手を完全に敵とみなす人は、「そうかもしれない」思考を持てない人です。新しい意見を受け入れられなくなっているということは、感情が老化している可能性が高いでしょう。年をとるほど、これまでの常識と違うことや新しい考えを受け入れにくくなってきます。人生経験が豊かになることで、「こういう話し方をする人は信用できない」と思うなど、経験則に基づく思考に陥りやすいからです。

本来は、年をとるにつれて「あいつは悪人だけどいい面がある」というふうに認知的成熟度が上がるもの。しかし、40歳以降、経験に基づく思考のみに頼ったまま70代、80代まで過ごしてしまうと、白黒をはっきりさせるような二分割思考になってしまい、〝**考え無精**〟になっていきます。**二分割思考は楽ですが、新しい**

可能性を潰し、思考が硬直化してしまうのです。

「今までこうしている」「前例がない」と切り捨てず、「そうかもしれない」と無理にでも思うことがポイント。答えをどちらかに決めず、どちらの可能性もある、どちらも正しいのではないか、と考えてみる観点が大切です。これは経験則に囚われがちな70代、80代の人にとっても必要なことです。

思考を切り替えるための方法として、たとえば、自分と反対の意見が書かれている本や、いつもと違う論調の本を読むことも効果的です。また、不便なことや困ったことがあったとき、イライラするといった負の感情に振り回されず、解決するためにはどんな工夫ができるのかを考えることも大切です。

年をとっても前頭葉がうまく働いている人は、物事を柔軟に考えられます。今はそうできない人も、「自分は何が気に入らないんだろう」と確認する習慣をつけましょう。考えることは老化防止のために役立ちますし、感情に振り回されないようにしたいと意識するだけで、前頭葉が働くようになります。

認知症より怖い「老人性うつ病」

◆高齢者ほど必要な心のケア

私の本業は、高齢者を専門とする精神科医です。

アンチエイジングや内科診療について書いたり話したりすることもありますが、アンチエイジングは自分の老化予防のため、内科はあまりに高齢者に対する治療がステレオタイプで、ひどいと思うので勉強を続けていますが、本職はあくまでも精神科医です。

精神科医として高齢者の心の問題を取り上げているのは、**高齢になるほど心と体の結びつきが強くなる**ためです。要するに高齢になるほど、心が弱ると体も弱りますし、逆に体が弱ると心も弱ってしまうのです。

うつ病に罹患して亡くなる際の原因は、若い人の場合、自死がほとんどですが、高齢者の場合、体力の低下が原因で亡くなってしまうということも珍しくありません。なぜなら、**高齢者がうつ病になると食欲不振になり、簡単に脱水を起こしてしまうからです。**脱水というのは血液中の水分が足りなくなる状態で、血液濃度が高くなるため脳梗塞や心筋梗塞を起こしやすくなりますし、脱水症状があると免疫機能も落ちて肺炎も起こりやすくなります。その結果、最悪死に至ることもあり得るというわけです。

精神神経免疫学という分野において、かなり前から、**心の状態が悪くなると免疫機能が低下する**ことは問題になっています。

たとえばシドニー・ジズークという精神医学者（現・カリフォルニア大学サンディエゴ校精神科教授）の研究では、うつ病になるとＮＫ（ナチュラルキラー）細胞の活性が半分程度に下がるとされています。

このＮＫというのは体内にできた出来損ないの細胞を掃除してくれる免疫細胞

で、この細胞の活性が高ければがんになりにくいとされています。ところが順天堂大学医学部特任教授の奥村康先生らの研究では、この活性が40代になると20代の半分、70代になると10分の1に落ちるというのです。

もともと免疫活性が低い高齢者ほど心の具合が悪くなることは危険です。免疫活性がさらに下がり、そのダメージは大きいからです。

アメリカのように死因の第1位が心臓病ではなく、**がんで亡くなる人が多い日本では、メンタルヘルスを良好に保つことががん細胞を減らし、確実に長寿につながる**と私は信じています。

◆75歳を過ぎたらうつ病に注意

メンタルヘルスの重要性について、もう少しお話しします。

日本に限らず、世界中の統計で年をとるほど自殺率が上がっていることが知られています。仕事を失うこと、親や配偶者との死別、自分がなんらかの障害（脳梗塞の後遺症など）を抱えることが増えるなど、高齢者には次々とストレスフルな状況が押し寄せますが、さらにいうと、**年をとるほど神経伝達物質が減るのでうつ病になりやすいのです**。

世界各地の住民調査によると、うつ病は成人人口の5％程度の有病率ですが、65歳以上になるとそれが10％に上がります。

前述したように、高齢者は心と体の結びつきが強くなるため、心が弱ると体が弱るように、体が弱ると心も弱ってしまいます。

私が以前勤務していた高齢者専門の総合病院、浴風会病院で経験したことですが、高齢者の一般科（精神科以外）の入院患者の2割程度がうつ病に陥っていました。当時の浴風会病院は300床の入院病棟に対して、精神科の常勤医が4人もいましたので、ちょっと心の具合が悪くなると精神科医が併診（内科や整形外科の主治医のほかに診療）していました。高齢者をきちんと診る体制があれば、入院患者の2割程度にうつ病が見つかるのです。

アメリカのいくつかの研究でも、高齢者が入院すると2割程度の患者がうつ病になるとされています。

ということで、うつ病というのは高齢者にとっては身近な病気なのですが、その怖さは意外に知られていません。うつ病が自殺につながることもあります。自殺は65〜69歳では死因順位の7位です（2022年）。年をとるほどほかの病気で死ぬことが増えるので、70歳以上では死因順位のベスト10からはずれますが、自殺の死亡率はほかの年代より実は高いのです。

自殺に至らなくても、**意欲などがなくなってしまい、足腰が弱り、容姿もすっかり老け込むことが珍しくありません**。さらに記憶力も落ちるので、すっかりボケたようになってしまうのです。

うつ病になると悲観的になり、自分が人に迷惑をかけているという罪悪感に苦しむことが多いものです。また体がだるく、食べるものも味がしないという症状も続きます。高齢者を長年診てきた私が、実は今後、最もなりたくないと恐れている病気がうつ病なのです。

◆朝の日光浴でうつ予防

うつ病になったら脳内のセロトニンを増やす治療を行うことから、**うつ病になる前からセロトニンを増やしておくのは、うつ病の有用な予防**といえるはずです。セロトニンの材料はトリプトファンという「必須アミノ酸」ですが、肉や魚、大豆製品、乳製品、バナナなどに多く含まれています。これらの食品を多めに摂ることで、ある程度うつ病の予防ができると考えられています。

コレステロール値が上がることを心配し、肉類を敬遠する人がいますが、それが逆にうつ状態を悪化させると考えられます。実は**コレステロール値が高い人のほうが、うつになりにくいことも明らかにされているのです。**コレステロールにはセロトニンを脳に運ぶ役割があるとされていて、高齢になれば動脈硬化の予防より心の健康を優先させたほうがいいという考えから、私は肉を食べることをすすめています。

もう一つ重要なのは、太陽の光を浴びることです。

欧米では日照時間が少ない冬場（太陽が顔を見せない地域さえある）にうつ病が増えるといわれますし、高照度の光を当てる光療法という治療もあります。それほど**人間の体にとって太陽の光は重要なもの**なのです。

太陽の光を浴びるとセロトニンの分泌が促されることは、もはや定説になっています。さらにいうと、セロトニンは睡眠ホルモンのメラトニンの材料になるものですので、**日光を浴びると眠りの質もよくなる**とされています。

もうひとつ、セロトニンを増やすとされているのが、リズミカルな運動です。体を一定のリズムに合わせて動かすことに意味があり、動かす場所は咬筋と呼ばれる口の横の筋肉や、横隔膜など呼吸をする際に動かす呼吸筋など、どこでも大丈夫。**リズミカルな呼吸や咀嚼がセロトニンを増やすのです。**

本当にうつ病になってしまったら、このレベルのセロトニン増加法では不十分で、薬を飲んだほうがいいわけですが、予防の面でいえば、日常生活でセロトニンを増やすよう心がけることは、メンタルヘルスによい影響を与えるはずです。

◆高齢者にこそ必要な「足し算医療」

うつになったら薬など効かないと思われがちですが、高齢者では薬が効果を発揮することが一般的です。

診察をしていると、脳梗塞の後遺症で片麻痺があり、手も震え、配偶者を亡くし、「私はもう生きすぎました」などと嘆く高齢者を前に言葉を失うことがありますが、うつ病と診断し、薬を処方すると「年をとるというのは、こんなものなのでしょうね」と笑顔も戻り、食欲も復活して驚くことがあります。

新潟県の旧松之山町（現十日町市）では、新潟大学医学部精神科が中心になって自殺予防活動を行ってきました。うつ病の程度についてスクリーニング検査をしたあと、診療所の医師や保健師からも情報を得て、うつ病の可能性のある人に面接を行い、診断を下します。うつ病と診断された高齢者の治療方針、処遇は精神科医が決定し、保健福祉的ケアを保健師が担当しました。

すると以前は10万人当たり434・6人であったこの町の高齢者の自殺率が、10年間の活動後には123・1人と激減したのです。つまり、**うつ病と診断されても、きちんと治療を受ければ自殺が7割以上も減るのです。**

実は、このうつ病という病気は若い人ほど心理的問題がからむとされ、薬が効きにくいといわれています。日本うつ病学会でも25歳までは薬よりカウンセリングによる治療を推奨しています。しかし、高齢になると脳内の神経伝達物質であるセロトニンが減少していくためか、薬が効きやすいのです。

最近の研究では、うつ病を放置し、脳内のセロトニン不足が続くと、神経細胞に変性が起こりやすくなり、認知症にもなりやすくなるとされています。

私は**高齢になるほど検査の異常値を叩いてその値を落とす「引き算医療」より、ホルモンやビタミンなど体に足りないものを足していく「足し算医療」をすすめ**

るようにしているのですが、脳内のセロトニンを増やすことは最も重要な足し算医療のひとつだと考えています。

医者に任せず、自分の生き方は自分で決める

◆不安に襲われないためにすべきこと

高齢になると先々のことを考え、不安に襲われることが増えていきます。先の不安に振り回されるよりは、ソリューション（問題解決法）についての情報を集めることが、不安解消の早道だと私は考えます。

たとえば、がんの不安からがん検診を受ける人はたくさんいますが、いざがんが見つかった際に、どこの病院で、どのような治療を受けるかまで下調べして臨

む人は少ないでしょう。

高齢者のがんの手術に関していえば、体力を落とさないために、がんだけ切って周りの臓器は切らないという方法を選択し、執刀医に依頼するという手もないわけではありません。

しかし、そうした希望を叶えてくれる病院は事前に探しておかないとまず見つからないでしょう。検診で、がんを見つけた病院で治療をすすめられ、そのまま不本意な治療を受けることが多いのが現状です。

がんが見つかった際のソリューションをある程度決めておけば、不本意な医療を強制されるリスクは大幅に下がるはずです。

病院を決める際は、まず各病院のホームページで「治療実績」（過去1年間の手術件数など）から、がんをはじめ各病気の治療経験を調べます。これは大事なことなので、パソコンが苦手な場合は、家族や友人らに手伝ってもらいましょう。最近では、多くの病院がホームページで「手術件数」を公表していて、数が多い病院ほど、その手術に習熟しているといえます。

ある程度目星をつけたら、医師ごとの手術件数も調べましょう。たとえば、心臓外科の場合、「年間200例以上の施術」が名医と呼ばれる条件とされています。一方、治療実績が少なかったり、公表していなかったりする病院は要注意です。病院候補からははずしたほうが安全です。

病院を選び、担当医の目星がついたら、執刀医についても確認しておくといいでしょう。実際に手術を行う医師が外来も担当していれば、患者の質問により的確に答えることができますので、安心です。

また、認知症だけにはなりたくないからと一生懸命、脳活のようなことをする人は少なくないでしょう。しかし、残念ながら、認知症になったらどんな介護サービスを受けるのか、どこの老人ホームに入居しようかまで決めている人は、まずいません。これについても、介護保険制度についてきちんと勉強したり、地域包括支援センターで話を聞いたり、あるいは気になる老人ホームを見学しておけば、**認知症になったらなったときだと覚悟が決まり、不安が軽減される**でしょう。

先への不安で残りの人生を暗いものにするより、きちんと勉強し、ソリューションを探しておくほうが、充実した老後が送れるはずです。

何も調べず行動を起こさなければ、不安が大きくなるばかりなのです。

◆待合室が明るい病院は信頼してよい

病院を選ぶ際に覚えておいていただきたいことは、まだあります。

大前提として、「通いやすい」ことです。どんなに評判がよくても、知人に強くすすめられても、通院に時間がかかり疲れてしまうようでは本末転倒です。足が悪いので、そう遠くなくて、安全な道を通っていける先にある病院がいいなど、自分にとって通いやすい条件は何か、しっかり考えて選びましょう。

前述したように、病院のホームページで治療実績を確認するなどして、ある程度の目星をつけたら、実際に足を運ぶ前に、まず電話を一本かけてみることをおすすめします。電話対応の様子で、ある程度その病院の実情を知ることができるからです。

質問することは、「予約は必要か」「空いているのは何時ごろか」などがいいでしょう。もし、対応がぞんざいだったら、その病院はやる気がないか、あるいは人手不足で丁寧に電話対応できる状態ではないということでしょう。

実際に足を運んだら、「待合室が明るく、にぎわっているかどうか」をチェックします。**待合室のにぎわいは、医師が患者に真摯《しんし》に向き合っていることの表れです。**おそらく薬の使い方も適切なのでしょう。高齢の患者がまともに歩けないぐらいヨボヨボしていたら、薬の使いすぎが考えられます。また、**待合室が暗くてどんよりしているような病院は要注意**です。患者が緊張してしまうぐらい医師が横柄で怖いということも考えられます。これも避けたほうが安全です。

次に**大切なのが、「周囲の口コミ」**です。高齢になれば、付き合う人の中に病院通いしている人が増えていきます。自然と「あそこの病院はいい」「あそこはよくない」といった話題が出るようになります。こうした患者視点の情報はわりと当てになるので、積極的に耳を傾けましょう。

最後はやはり、「実際に受診してみて、自分と相性が合うかどうかを確かめる」、これに尽きます。**よい医師と出会えれば、その後の安心感がまるで違ってきます。**根気強く探して、頼りになる「かかりつけ医」を見つけてください。

◆いい医師とダメな医師の見分け方

では、よい医師の条件とは何でしょう。決して学歴の高いことや立派な肩書ではありません。**メンタルを含め体の具合をよく聞いてくれること。**そして経過がよくなければ、すぐに薬や治療方針を変える柔軟性を持っていることです。患者の話をろくに聞かず、パソコン画面から目を離さなかったり、検査数値や自分の診断に執着したりして治療法を押しつけてくるような医師にかかれば、寿命を縮めかねません。

また、処方された薬を飲むとだるくなる、ぼーっとする、あるいはめまいがするなど、明らかな不調を訴えているにもかかわらず、「飲み続けていれば効果が表れますから」などと言って同じ薬を出し続けるような医師は、要注意です。さっさと替えるべきです。反対に、**薬を変えたり量を調整してくれたりする医師なら、安心して任せることができるでしょう**。

同様に、こちらの訴えに対し、「少し様子を見てみましょう」という医者にも疑問を覚えます。自分の治療方針を押し通す、あるいはほかの治療法を知らない恐れがあります。おそらく何度訴えても、同じ答えしか返ってこないでしょう。

高齢者の場合、個人差が大きいため、同じ薬でも効果は変わってきます。よく効いて副作用もない人もいれば、あまり効かないうえ、副作用ばかりが出るという人もいます。高齢者を数多く診ている医師なら、そういうことを熟知しているため、患者の訴えを何より大事にします。「過去の病歴」を詳しく聞いてくれる医師は、信頼していいでしょう。

初めての診察で、何をどのように尋ねてくるかも、医師の力を見極めるポイントです。初診の際の質問は、どの診療科でもほぼ同じで、「どうしましたか？」に始まり、「いつから」「どんなふうに」「どんなときに」「どの程度」「そのほかに気になるところは」と続きます。もし、そんな基本的な問診さえおざなりにするようなら、その医師は間違いなく「ヤブ」です。別な医師を探したほうが賢明です。

物忘れを防いで脳を活性化させるヒント

◆高齢者ほどときめきが大事

中年以降は道徳観に縛られすぎず、やり残したことを冒険してでも片づける、楽しみ尽くすぐらいの気持ちで暮らすことが大切です。

先が読めるものより、想定外のことに取り組むほうが前頭葉の活性化につながるということを第1章でお話ししました。そういう意味では、投資やギャンブルもいい刺激になります。これは勉強につながりますし、勉強しても予想通りにいかないものなので、老後の資金をなくさない程度に楽しみでやるなら、好ましい趣味といえるでしょう。

想定外のことが起こりやすいのは、なんといっても恋愛です。恋愛は男性なら男性ホルモンを、女性なら女性ホルモンを増やしますので、若返りにつながり、おしゃれにも気を遣うようになります。

どんな服装なら好感が持たれるだろうと考えたり、普段着ないような服を着たりすることも、前頭葉に刺激を与えます。

恋をすると若返るとよくいわれますが、それは私の実感と合致しています。

ただ、配偶者がいる場合は、夫または妻の許可を得られないかぎり、恋愛は逆にストレスになることがありますので、気をつけてください。ストレスは免疫機能に悪影響を与えるし、むしろ老化を進めてしまうからです。配偶者のいる方は、好きなタレントの追っかけをするくらいのほうが無難かもしれません。

恋愛は無理でも、配偶者が許すならキャバクラやホストクラブを訪れてみるという方法もあります。お店で働いている世代の違う人との会話は前頭葉を刺激しますし、話術も磨かれます。もちろん素敵な異性と話すと性ホルモンの分泌も促されます。ついでに言うと、アダルトビデオなどのポルノを観ることも男性ホルモンを増やしてくれます。これは意欲にも筋肉にもよいのですが、高齢者の中には年甲斐もなくと言われて遠慮する人も多いでしょう。

私に言わせれば高齢だからこそ、そういうものに価値があるのです。**無駄な遠慮や羞恥心という心の枷《かせ》を取っ払ったほうが、若返りが可能**なのだと認識してほしいと思います。余計なタブーで自分に枷をはめるほど、残念ながら老化は進んでしまいます。高齢期とはそういう時期なのです。

西欧はとっくの昔にポルノを解禁しています。高齢者が多い日本こそ取り組むべきことなのに、政治家の頭が固すぎるのは残念なことです。

恋愛、風俗、ポルノはちょっと、という人には、病院に行って男性ホルモンを直接補充する治療が手軽で効果てきめんです。私のクリニックでも最もリピーターの多い治療になっています。また、外見の若返りもおすすめします。若めのファッションに挑戦したり、ボトックス注射でしわを取ったりすると見た目が若返るので気分も明るくなり、意欲も増します。

日本ではボトックス注射どころかカツラまで「反則」のように捉える人がいますが、鏡で見る自分の姿が若返れば、心理的にも内分泌的にもいい影響を与えることは知っておいてほしいと思います。

◆高齢者ほど初めての体験を増やそう

私は週に2回、〝初体験〟をすることを心がけています。中身にはこだわらず、どんな小さなことでも1回にカウントしています。たとえば、ランチ用の弁当を初めての店で買ってみる。散歩の途中に知らない路地を通り抜けてみるなど、ささやかなことですが、**日常生活の中に初めての体験を意識的に取り入れています。**

ラーメン好きの私としては、新しく開店したラーメン店は見逃せません。見つけたら必ず入ってみます。期待していたほどの味ではなかったとしても、それもまたよし、とします。新しい体験には変わりありませんし、その店はまずいということを学習できたわけですから。

第1章でもお話ししたように、脳の前頭葉は見知らぬものを見たり、味わったりすると、活発に動き始める性質があります。「新しい体験」や「想定外の出合い」が増えるほど、前頭葉を使う機会が増えていきますので、その分、脳の老化を防ぐことにつながります。**週に2回でも1年間に換算すれば100回になりますから、私の小さな初体験は前頭葉の老化防止に役立っていると信じています。**

地域のコミュニティや趣味のサークルなどで、新たな出会いを作ることも、もちろん初体験にカウントされます。しかも、知り合って間もない人は、何を話してくるかわかりませんから、相手の言葉を聞いた瞬間にどう応対するかを考えておく。すると相手がそれに返答し、また応える、というやりとりを繰り返すことになります。想定外のことの連続で、前頭葉はフル稼働しているに違いありません。

しかも、そこで楽しく会話をすれば脳内でドーパミンという気持ちを明るくしてくれる神経伝達物質が分泌されますので、まさに一石二鳥。脳を鍛えようとして、一人で黙々と数独などしているより、脳の活性化にはるかに効果があります。

日常生活の中に初めてのことをどんどん増やしていきましょう。

高齢者ならではのいい行動として挨拶もおすすめです。若者の場合、すれ違ったときに会釈したり、声をかけるのが照れくさかったり、相手に気を遣うことがあるでしょうが、高齢者が同じことをすると好意的に受け止められることが多く、それをきっかけに仲良くなることもあります。

たとえば**犬の散歩に出かけて、犬を連れている人に挨拶すると、何人かに一人**

とは仲良くなれるでしょう。そして、生きることに前向きになれます。

◆たんぱく質が「ヨボヨボ老人」を遠ざける

ちょっとしたことでイライラしたり、なかなか怒りを鎮めることができなかったりすることは誰にでもあります。それも高齢になるほど増えていきます。第1章でもお話ししたように、年齢とともに前頭葉が萎縮し、感情のコントロールが悪くなっていくことが原因のひとつですが、加えて、脳内の神経伝達物質であるセロトニンが減少していることも関係しています。

セロトニンは、幸福感と密接に結びついていて、減少してくると気分が沈んだり、イライラしたり、感情の不安定さを招いてしまうのです。このセロトニンの材料となるのは、トリプトファンと呼ばれる必須アミノ酸の一種。「必須」とはなくてはならないことで、必須アミノ酸は人間の体では作り出せず、食べものから補給する以外に方法がないもの。つまり、体にとって大切な成分なのです。

トリプトファンは、たんぱく質から作られますので、**セロトニンを増やすための手っ取り早い方法が肉を食べてたんぱく質を摂取すること。**「いやいや、とくに体を動かしているわけでもないから、肉は必要ない」という人もいますが、その考え方はよろしくありません。

むしろ、肉を食べないことによるたんぱく質不足で、だるさを感じ、体を動かせなくなったともいえるのです。**高齢者が元気でいるためには、アミノ酸を多く含むたんぱく質を摂ることが何より大事**で、そのための理想的な食べものが肉なのです。

高齢になれば若いときに比べ消化吸収の効率が悪くなりますので、摂取できる栄養は減ってしまいます。さらに胃の消化機能も衰えるので量を食べることができません。するとどうなるか。十分なカロリーや栄養素が摂れずに栄養不足に陥ってしまうのです。そうならないためには、より栄養価が高いものを食べるしかありません。

最近は健康志向の高まりから、肉の代わりになるという大豆ミートなる食品が売られていますが、少量で良質なうえにコレステロールも含めてたんぱく質を摂取するという意味でいえば、肉に勝るものはありません。

高齢になると筋肉がどんどん落ちていきます。若い世代のように鍛えても、一度落ちた筋肉は簡単には元に戻りません。そんなときにたんぱく質の摂取量が減ると、衰えはより一層進みます。なぜなら、たんぱく質は筋肉や臓器、骨格などを作る材料でもあるからです。足腰の健康を維持したいなら、その原料となるたんぱく質の摂取は欠かせません。**見た目がヨボヨボしている人はたんぱく質不足が考えられます。**若々しい見た目を維持するためにも、肉を食べてたんぱく質の摂取を心がけましょう。

いつまでも学ぶ意欲を忘れない

◆勉強の目的を明確にする

70歳からの勉強ということでいえば、私が一番重要だと考えるのは、**「何のために勉強するのか」**ということです。

まだ働き続けたいから、何か資格を取りたいということもあるでしょう。たとえば、宅建（宅地建物取引士）やケアマネジャー（介護支援専門員）などの資格を取れれば、引退年齢を80歳近くまで延ばすことができます。

そのための勉強は「過去問対策」に尽きるといえます。目的が明確な分、勉強もしやすいのではないでしょうか。

認知症予防ということで、脳活といわれるものをやる人もいるようです。数独であれ、かな拾いであれ、塗り絵であれ、最近はさまざまなものが売られています。

これらについて、私はやらないよりはいいと思っていますが、効果が限定的であることは知っておいてください。数独を続けていると、そのスピードは80歳くらいの人でも上がっていきますので、脳が元気になっていることを実感するはずです。

しかしながら、最近の研究では、**普段熱心に取り組んでいることとの成績は上がりますが、ほかの種類のテストをさせてみると、さっぱり点数が上がらない。**要するに数独の能力が上がっただけで、脳全体が元気になるわけでないということです。

これは腕の筋肉のトレーニングをしても、脚の筋力は上がらないし、体全体の筋力も高まらないのと同じことです。

第1章で、高齢になったら話の面白い人になるべきだとお話ししましたが、そのためにせっせと勉強をする人もいるでしょう。

昔から、歴史などを学んでいろいろとうんちくを傾ける高齢の方はいました。勉強の結果、意外なことを知っていたり、知識が深かったりすれば、知的な高齢者として、周囲に慕われたり、尊敬を集めたりすることができました。

ただ、**今のようにみんながスマホを持つ時代はちょっと様子が違います。**たとえば、徳川家康の話を物知りの高齢者がいろいろと語り始めたとしても、ネット検索するだけで、その高齢者以上の情報を瞬時にして得られるようになりました。生成ＡＩと呼ばれるチャットＧＰＴなどを使うと、家康に関するリポートまで、あっという間に書けてしまう。こういう時代には、旧来型の勉強だけで話が面白い高齢者になるのは、難しいかもしれません。

ほかにも、自分自身の興味から心理学を学びたいとか、勉強にはいろいろな動機があるでしょう。ただ、学生時代のようにやることが決まっていたり、現役時代に会社などでの仕事に活かしたりしたいなどと、意識しないでもある程度目標がはっきりしていた時期と違って、**定年退職後は自分で目標を決めないといけないことは理解しておきましょう。**

◆知識は「貯める」のではなく「披露する」

日本人は、勉強というのは書斎でするもの、読書家こそが勉強家というイメージを持つ人が多いようです。しかし、**高齢になってからは読書などによる知識のインプット（記憶、吸収）より、自分の頭の中にあるものできちんと思考して、アウトプット（発信）すべき**です。

インプットからアウトプットへ転換していくことが、高齢になってからの勉強の重大なポイントだと私は考えています。もちろん、読書してはいけないというつもりはありません。ただ、読書をするにしてもパソコンで検索するにしても、やはりアウトプットを意識していただきたいのです。

たとえば、こういうことです。コロナ禍が落ち着いても、東京の夜の明るさが以前より1割以上も落ちているということをニュースサイトや新聞で見たとしたら、それをどう加工して、どうアウトプットするかを考える。

海外経験がある人なら、日本の夜の付き合いの文化はアメリカには存在しないもので、30年前のアメリカの中西部では男2人で飲みにいくと同性愛者と決めつけられて公然と差別されていた、という話を付け加えることで話を膨らませることができます。

これに極端だったバブル期の話を加えて、新型コロナウイルスだけでなく景気の問題で、今は人手不足というが、飲食店の従業員やタクシーの運転手の給料が上がらないことこそが問題だと持っていくこともできるでしょう。東京・六本木で1万円札を振って赤坂まで行くタクシーを拾ったなど都市伝説のような話も付け加えれば、もっと興味を持ってもらえるかもしれません。

今の70歳は、当たり前にSNSが使える世代です。

私の若い頃に付き合いのあった編集者はみんなそんな年代に入っていますが、

フェイスブックなどを見るかぎり、かなり面白い発言をしている。食べもの自慢のインスタグラムより、よほど楽しめます。このような発信を続けていると、似たような考えの人とのコミュニケーションも生まれてくるかもしれません。それがさらに脳を、とくに前頭葉を活性化させるのです。

年をとってからの勉強というのは、頭の中身を増やすより、自分の考え、言いたいことを増やすと心得ることが、豊かな老後につながると私は信じています。年をとるほど地位が当てにならず、金を持っている人（使う人は別ですが）より話の面白い人に人が集まるというのが、私の経験からの結論です。

◆日記は脳を活性化する

話すことと同じように、書くこともまたアウトプットになります。中でも私がおすすめしたいのが日記を書くことです。そう聞いて、仕事もしていないし、メリハリのない毎日を過ごしている自分には、特別書くことなどないと思う人もいるでしょう。少々ハードルが高いと感じる人もいるかもしれません。

しかし、この**「書くことが何もない一日」があることこそが、前頭葉を鍛える絶好のチャンス**。書くために何があったかを振り返ることで、前頭葉は活発に動かされるからです。書くことが何もないという人ほど、前頭葉を使うことになります。朝起きてから目にしたもの、食べたもの、会った人やそこで交わした会話、散歩途中に出合った物事など、何かしらあるはずです。まずは思い出すことに重点をおいて、きちんとした文章にしようとせず、1日1行でもいいので、気負わず書いてみましょう。

日記を書くとなると、張り切って日記帳を買うところから始める人がいます。しかし、市販の日記帳はページの余白が大きいため、「たくさん書かなければならない」という強迫観念のようなものが生じます。書き慣れていない人にとっては、プレッシャーになるかもしれません。書けないままどんどん日にちが過ぎてしまうことになるのは、目に見えています。

私がおすすめするのは、手帳に書くことです。手帳なら書くスペースが限られていますので、少し大きめの文字で書けば、1日1行書くだけでも余白が埋まるので、どんどんページが進み、達成感が得られるはずです。持ち歩きたいならコンパクトタイプ、自宅で腰を落ち着けて書くなら大型タイプなど、用途に応じて自由にサイズを選ぶことができます。書き込む量や使う場所を考慮して、サイズを選ぶのがポイントです。

まずは3日間、続けてみてください。そのまま1週間続けられたらシメたもの。次第に書くことが楽しくなってくるはずです。

日記は書くことも大事ですが、あとで読み返してみる楽しみもあります。

「ああ、去年はこんなところに行ったなあ」

「そうだ、コロナ前は友達と忘年会をしたんだ」

こんなふうに楽しい思い出を振り返り幸せな気分に浸ることができれば、書く意欲も湧いてくるはずです。

幸せな最期を迎えるための心構え

◆元気なときだからこそ考えたい、「寝たきり」になったらどうするか

高齢になっても新しい経験を重ね、人と会話し、適度な運動を続けることを心がければ、今を楽しみながら元気に暮らすことは十分可能です。とはいえ、年を重ねていけば、誰でも少しずつ体の機能は衰えていくもの。今は元気で暮らしているけれど、もし病気になって寝たきりになったらどうしよう……、そんな不安に襲われることも増えていくでしょう。

亡くなる直前まで元気に過ごす、いわゆる「ピンピンコロリ」で天寿をまっとうすることができればいいですが、大半の人はそうはいかず、**いつかは誰かの世話にならざるを得ないのが現実です。**

「とくに病気もないし、私はまだまだ大丈夫」と高を括《くく》っていてはいけません。元気なときだからこそ、寝たきりになったらどこで誰の世話になって暮らすのか、最期はどう迎えたいかなど、自分で考えて情報収集に努めておくべきだと私は考えます。そうすれば、いざというときに必要以上に落ち込まず、正しい判断ができるはずです。

最期を迎える場所には大きく分けて、病院、介護施設、自宅の三つの選択肢が考えられます。中でも多くの人が望むのは、やはり住み慣れた自宅で自由に過ごし、最期の瞬間は家族や身近な人に看取《みと》ってもらうことではないでしょうか。最近では看取りをしてくれる訪問看護も増えてきているので、一人暮らしでも在宅死は可能です。

もっといえば、**20年以内にAI搭載の会話や料理もできる介護ロボットが実用化されているでしょう**から、親族や介護サービスを頼る必要もなくなる可能性も、非現実的なものではありません。

◆誰もが望む幸せな最期、「在宅看取り」

ひとくちに在宅死と言っても、「在宅看取り」と「在宅介護」の2種類に分けられます。まず、在宅看取りについてお話しします。

在宅看取りとは、たとえば、末期がんなどで余命を宣告された病人を自宅で看護し、家族と一緒に暮らしながら最期を迎えてもらおうというものです。治療による延命をせず、残された時間を充実させるために痛みなどを緩和させつつ、最期の瞬間まで自宅で世話をすることです。余命を宣告されているとはいえ、意識はありますし、痛みや苦しみを緩和させれば会話もできます。家族とお別れをしたり、最後の思い出を作ったりすることもできるというわけです。たぶん**一番幸せな死に方なのではないでしょうか。**

自宅で最期を迎えるためには、自分がどのような看取りを希望するか、家族や親族、あるいは世話をしてくれる知人などとしっかり話し合っておくことが必要です。65歳以上の人なら、医師や看護師などの医療スタッフや介護スタッフ、ケアマネジャーなどの協力と連携が不可欠です。

まず地域包括支援センターや市区町村の在宅医療相談窓口で、在宅医療や看取りに関してアドバイスできるケアマネジャーを紹介してもらえるよう相談します。ケアマネジャーは介護保険の一切を取り仕切る、いわゆる「介護の調整役」です。何でも気軽に相談に乗ってくれるケアマネジャーと出会えれば、その後の介護は一気に楽になりますので、ここは妥協せず、慎重に選びましょう。

同時に24時間診療対応や看取りが可能な在宅医を探します。かかりつけ医がいる場合は、自宅までの往診や看取りが可能かを確認しましょう。

◆「在宅看取り」と「在宅介護」は似ているようでまったく違う

認知症をはじめ、脳梗塞や心筋梗塞の後遺症などで体が不自由になった人や、認知症で自立生活を送れなくなった人を自宅で介護することを、「在宅介護」といいます。「在宅看取り」はある程度先が見えているのに対し、在宅介護に期限はありません。いつ終わるともしれない介護が延々と続きます。

大事な親や配偶者には住み慣れた環境で過ごしてもらいたい、そんな愛情深い思いで始めても、**在宅介護はそう生やさしいものではありません。**85歳の人の4割は認知症になります。症状が進めば、こちらが何をしても感謝されないどころか、あれも嫌これも嫌と不満を口にするようになったり、何度言い聞かせても同じ失敗を繰り返されたりすれば、ついカッとなってしまいます。

介護疲れによる虐待、さらには殺人にまでつながる悲惨なケースが後を絶たないことからも、その苦労はうかがいしれます。兄弟姉妹が近所にいれば分担することもできるでしょうが、離れていればそれも困難。まして**老老介護になれば、共倒れになってしまいます。**

「在宅看取り」と「在宅介護」は同じようなものと捉えている人がいるとしたら、その中身はまったく違うということを知っておいてください。

◆老人ホームは元気なうちに探すのが成功のコツ

介護はプロに任せるべきというのが私の考えです。その選択肢として介護施設があるわけですが、ひとくちに介護施設といっても、公的な特別養護老人ホーム（特養）や介護老人保健施設（老健）をはじめ、民間の介護付き有料老人ホーム、認知症対応型共同生活介護施設（グループホーム）、サービス付き高齢者向け住宅（サ高住）など種類はさまざまです。

その中から、要介護の段階や費用、または望む生活スタイルに合わせて選ぶことになります。介護施設は、それなりに住み慣れた環境で顔なじみのスタッフに介護してもらえるという安心感があります。ただし、**ほとんどの施設では医師や看護師などの勤務は限定的なため、夜間や緊急時に迅速な医療処置を受けることが難しいというデメリット**もあります。

また、その施設で最期を迎えたいなら、「看取り介護」に対応していることが条件です。施設の中には、いよいよ最期だというときに病院へ送るところもあります。最後は病院にお願いしたほうが介護スタッフの負担が減るなど施設側の都合があるわけです。ただし、病院で薬漬けにされて最期を迎えさせるより、自分たちで看取りたいと考える施設もあります。

看取りの対処については施設の理念やオーナーの意向もありますので、施設に入ると決めたら、パンフレットを取り寄せるだけではなく、**ネットや口コミなど、可能なかぎり多くの情報を集めることが必要**です。できるなら元気なうちに見学することをおすすめします。最近では体験入居を行っている施設も増えましたので、それを利用し、しっかり自分の目で確かめましょう。

第3章

80歳から始める 20の健康法

1 肉を食べて健康長寿を引き寄せる

90歳を超えても元気な人には肉好きな人がたくさんいます。2021年に99歳で亡くなった瀬戸内寂聴さんはステーキが大好物だったといいますし、現在91歳のプロスキーヤー、三浦雄一郎さんは80歳を過ぎても500グラムのステーキを平らげていたそうです。**牛肉や豚肉に含まれるたんぱく質は筋肉や骨、血管などの材料にもなる**ため、健康な体を維持するためには欠かせません。さらに、肉類にはセロトニンの材料となるトリプトファンという必須アミノ酸が含まれているため、食べれば元気になれるのです。

肉はコレステロールが多いため控えようとする高齢者もいますが、日本は心筋梗塞の10倍以上の人ががんで亡くなる国です。必要以上にコレステロールを控える必要はなく、むしろ、高齢者ほど肉を食べるべきなのです。

2 しっかり噛めば脳も見た目も若返る

高齢になるにつれて消化吸収能力が衰えていきます。それを補ってくれるのが「噛む」ことです。よく噛めば食べものが細かく砕かれ、唾液も多く出るため消化吸収能力が高まります。噛む回数が少ないと唾液があまり出ないため食べものをやわらかくすることができず、飲み込みにくいばかりか誤って気管に入ってしまう誤嚥を引き起こしかねません。また、**唾液には口を通して外部から入ってくるウイルスや細菌などから体を守るという免疫機能もあるのです。**

さらに、よく噛んで「咬筋」と呼ばれるあご周りの筋肉を動かすことは、脳への刺激につながります。噛む回数が減れば口の周りの口輪筋も衰えるため、口角の下がった、いわゆる老人顔になってしまうのです。見た目の若々しさを保つためにも、積極的に「噛む」ようにしましょう。

3 酒とタバコはほどほどに楽しむのがいい

お酒に関していえば、80代の人の肝臓も適量のアルコールなら代謝できます。ただし、ウイスキーや焼酎など、アルコール濃度の高い酒を飲むときには、多めの水やお湯で割り、アルコール濃度を低くして飲む。そうすれば老化した肝臓でも、アルコールを分解しやすくなります。タバコはやめるに越したことはありませんが、80歳を過ぎても肺がんにも心筋梗塞にもなっていない人は、タバコに強い何らかの因子を持っている可能性が高い。そういう人は、タバコを吸おうがやめようが、寿命には影響がないでしょうし、私の勤務していた病院に併設された老人ホームには、そういう追跡調査の結果もあります。むしろ、禁煙してイライラしたり、ふさぎ込んだりするほうが問題です。**80歳を過ぎた人は、「人に迷惑をかけない」範囲であれば、無理してお酒やタバコをやめる必要はありません。**

4 入浴はぬるめのお湯に10分間浸かる

高齢者の浴槽内での事故死亡者数は、交通事故死亡者数の約2倍といわれています。とくに冬場は多くなりますが、これは急激な温度変化によって血圧が大きく変動し脳内の血液が不足することで貧血状態になり、浴槽内で溺れてしまうことが原因です。予防のためには、入浴の前にあらかじめ脱衣場や浴室を電気ストーブなどで温めておく、浴室に入る前にシャワーのお湯を出したり、浴槽のふたをはずしたりして蒸気で浴室を温めるなどして、温度変化を少なくしましょう。

お湯の温度はぬるめがおすすめです。それでも**長湯は禁物です。長時間お湯に浸かれば、それだけ体温が上昇しやすくなります。**半身浴であっても、長時間浸かっていればのぼせることもあるからです。浸かる時間は長くても10分以内。できれば5分くらいに留めておくのがいいでしょう。

5 1日30分、ゆっくり歩く

70～80代におすすめの運動は歩くことです。杖や歩行器を使用している人も、それらの力を借りて、ゆっくりでもいいので、とにかく歩きましょう。歩くことは足の老化予防だけでなく、心臓のポンプ機能も強化してくれるので、**脳や体のすみずみの細胞にも十分な量の血液を送ることができます。**歩く時間の目安は1日30分。一度に30分歩くのはきついという人は、朝昼晩の3回に分けて、10分ずつでも大丈夫です。

疲れるまで運動するのは禁物です。呼吸が荒くなるほど体を動かせば、心臓に大きな負担がかかります。心拍数も血圧も上がり、さらに体内では活性酸素が増えていきます。活性酸素は細胞を傷つけるなどし、老化やがんの一因になるものです。さらに無理な運動は筋肉や骨を痛める原因にもなります。

6 太陽の光を浴びて睡眠の質を向上させる

70歳を過ぎた高齢者に「歩くこと」がおすすめの理由は、まだあります。歩くために外出すれば太陽の光を浴びることになり、「幸せホルモン」と呼ばれる神経伝達物質、セロトニンが分泌されることです。セロトニンは心と体の状態を安定させ、幸せを感じやすくする働きを持つといわれています。セロトニンが十分に分泌されれば、やる気や幸福感が高まっていくのです。**曇りの日は多少分泌量が減りますが、それでも効果がなくなることはありません。**

セロトニンは、日が沈むに従って眠りを助ける睡眠ホルモン「メラトニン」に変化していきます。つまり、昼間にしっかり太陽の光を浴びれば夜ぐっすり眠れるというわけです。朝起きたら、まずカーテンを開けて太陽の光を浴びる。これだけでセロトニンが分泌されますので、ぜひ毎朝の習慣にしてください。

7 深呼吸でイライラを撃退

人はイライラしたり腹を立てたりすると、心拍数が跳ね上がり、血圧も急上昇してしまいます。心筋梗塞や脳梗塞のリスクが高まります。「イライラしてきた」と感じたときの脳は酸素不足に陥っていますので、新鮮な空気を送る必要があります。そのための最も手軽な方法が深呼吸です。**腕を上げて背伸びをしながら大きく息を吸い込み、ゆっくりと吐き出す、ただこれだけです。**呼吸だけに意識を集中すれば、次第に気持ちが落ち着いてくるのを感じられるはずです。

深呼吸で取り込まれる酸素量は、通常の呼吸の7〜8倍といわれています。深呼吸で血液の循環がよくなり、脳の酸素不足は解消されます。背伸びも血液の循環を助け、疲労感や体のコリをほぐしてくれます。ついでに、体を左右に倒してみるなど、軽いストレッチをしてみるのもおすすめです。

8 笑いは認知症予防に効果あり

一般的におかしいと感じるから笑う、悲しいから泣くというように感情のあとに表情が作られると考えられていますが、心理学では「悲しいから泣くのではなく、泣くから悲しい」というように、表情が感情に影響するという研究が数多くなされてきました。つまり、おかしいことがなくても笑っていれば楽しくなるということです。**笑うと血圧が下がったり、肩こりが緩和したりするという報告もあります。また、笑ったあと、血糖値の上昇が大幅に抑えられる**こともわかっていますし、認知症予防にも効果があるのです。ある研究によると、ほぼ毎日笑う人に比べて、ほとんど笑わない人の認知機能が低下する割合は2・15倍も高いという結果があるほどです。気持ちが沈んでいるときこそ笑いが大事。笑顔を作れる気分じゃないというときでも、口角を上げましょう。

9 メモ魔になれば物忘れが減っていく

高齢になれば誰でも物忘れが増えていきます。でも、「年をとると記憶力が落ちるもの」と決めつけすぎはいけません。どうせ忘れてしまうからと、覚える意欲をなくしてしまいます。忘れても、年だからとあきらめず、記憶の糸を手繰りながら思い出せばいいのです。そこで役に立つのがメモをとる習慣です。忘れてはいけない予定、ふと思いついたこと、買いもののリストなど、何でも手帳にメモする。そうすれば、たとえ忘れても、メモを見れば思い出すことができます。私自身、いいアイデアが浮かんでもすぐにメモしないと忘れてしまい、あれ、せっかくいいことを思いついたのに、ということがあります。**メモをとることは、新しいことを覚える脳の機能の強化にも役立ちます。**記憶力には自信があるという人も、メモをとる習慣をつけて損はありません。

10 外食ランチで脳と食欲を刺激する

コロナ自粛が続いたせいで、外出が億劫になったという高齢者は少なくありません。そんな人たちに私がおすすめしたいのが「外食ランチ」です。なぜかというと、食事という目的を持つことで外に出る習慣が身につくからです。街を歩いていろいろな店の看板を見ているうちに、あれも食べたい、これも食べたいという気持ちが湧いてきます。**食欲は生きる力です。当然、脳も活性化しますし、気持ちも前向きになっていきます。**食べたいものを探しながらぶらぶら歩いていると、いろいろなものが目に入ってきます。工事中の場所があればここには前、何があったかなと思い出したり、書店に立ち寄って面白そうな本を見つけたり、街には発見や刺激があふれています。歩くといい運動になりますし、歩けばお腹も空きます。ランチもより美味しく感じられるはずです。

11 楽しい話で盛り上がり脳を活性化

人と話すことは最高の「脳トレ」だと私は思っています。少なくとも、一人で本を読んだり、黙々と数独などに取り組んだりしているよりは、はるかに脳が活性化されます。とはいえ、愚痴や文句などマイナスなことを話していては何の意味もありません。**暗い話ばかりしている高齢者など煙たがられるだけ。会話のテーマは「楽しいこと」、これに限ります。**たとえば、最高に面白い本を読んだ、ランチで初めて入った店の料理が絶品だった、カフェで感じのいい店員さんに親切にされたなど、笑顔で話せるネタを探しましょう。「野球・政治・宗教」の話題はNGとされますが、高齢になったらもう気にする必要はありません。気の合う仲間と話が弾むなら、それもよしと私は思います。もし、険悪になるようなら、その話題をやめればいいだけです。

12 わがままは高齢者の元気の源

「いい年をして」、この言葉に縛られていろいろ我慢している人はいませんか？　本当は華やかな色の服が着たいのに「年甲斐もない」と言われるのが怖くて我慢する、居酒屋に飲みに行きたいのに家族の反対であきらめたなど、数え上げればキリがありません。「自分はトシヨリだから穏やかに暮らそう」など、ものわかりのいい高齢者になってはいけません。元気でいられるかぎりは、勝手気ままに生きればいいのです。**好きなことをして、「いつも機嫌がいいですね」「楽しそうですね」と言われるほうが、はるかにいい**に決まっています。むしろ、多少頑固でも、経験を通して培ってきたものを若い世代に伝えるぞ、くらいの気概を持ってほしいと思います。それが認知症を遠ざけ、結果的に介護の期間を短くして家族と社会の負担を軽くすることにつながるのです。

13 音読は記憶力をアップする

新聞や書籍など、何でもいいので声に出して読むことは、想像以上に脳にいい影響を与えてくれます。音読を行うと、脳の神経細胞が活性化し血流がどんどん高まり、**大脳全体の70％以上が活動し始めることがわかっています。**一人で読むのもいいですが、お孫さんなど周りに小さいお子さんがいる人は、読み聞かせをするのもおすすめです。読み聞かせでは、盛り上がりを作るなど相手を引きつけるテクニックが必要です。子どもは正直ですから、退屈してきたら「つまらない」とはっきり言うものです。どうすれば面白くなるか、そう考えるだけで脳はフル回転しますし、音読すると唇や舌をよく動かすので、継続すれば口腔機能の改善につながり、滑舌がよくなったり、ものを噛む力がついたりといった効果も期待できます。まさに一石二鳥です。

14 楽しく料理して老化防止

男性に比べ女性は認知症が目立たないといわれていますが、その理由のひとつに女性は料理をする機会が多いことが考えられます。料理はメニュー選びに始まり、材料の買い出し、下ごしらえから調理、最後は盛りつけまでいくつものプロセスがあり、それが前頭葉を活性化するというわけです。これまで料理は妻任せだったという人には、ぜひチャレンジすることをおすすめします。**最初は失敗するかもしれませんが、試行錯誤しながら作る過程が大切。**たとえとんでもなくまずいものが出来上がったとしても、それはそれで会話のネタになるでしょう。これをどう面白く話そう、そんなふうに話の組み立てを考えることで、前頭葉はさらに活性化されます。思いのほか美味しく出来上がれば達成感もありますし、食べてくれる人がいれば作り甲斐もあるというものです。

15 新しい体験が脳も体も元気にする

誰でも年をとれば動くのが億劫になります。生活がルーティン化していき、新しい体験が減っていきます。**意欲をキープし、体も脳も老化させないためには、意識的に新しい体験をすべきです。**といっても、その中身は誰もが驚くような「すごいこと」である必要はありません。買いものはいつものスーパーマーケットではなく新しい店に行ってみる、外食ランチで初めての店に入って聞いたことのないメニューを頼んでみる、これらも立派な「新しい体験」です。私は一時期、カップラーメンにさまざまな具材をトッピングして食べることにハマったことがあります。おおむねまずかったのですが、「次こそは！」と試すのが面白くて、しばらく続けていました。つまり、**大事なのは結果ではなく過程なのです。**どんどん新しい体験を増やしていきましょう。

16 「かくあるべし思考」は手放し、楽に生きる

70歳を過ぎた人たちの多くは、「一度決めたことはやり通さねば」と思いがちです。精神医学の世界では、そうした考え方を「かくあるべし思考」と呼んでいますが、年をとったら、そんな思考はスパッと手放しましょう。どんなことでも、始めてみたら「思ったほど面白くない」「体力がもたない」などということは、いくらでも起こり得ます。たとえば、地域の活動やボランティアでも、自分に合わないと思ったらやめていいのです。趣味も人付き合いも同様です。**つまらないと感じたら、その場でおしまいにしましょう。**いい加減な人だと思われるのを恐れて我慢する人もいるかもしれませんが、それほど**付き合いの長くない相手にいい人だと思われても、得なことはありません。**それより、自分らしく心が軽くなる生き方を身につけるほうがはるかに大事です。

17 眠れなくても気にしないのが正解

高齢になると眠れないという悩みが増えていきます。中には睡眠導入剤を常用しているという人もいます。私のクリニックでも、眠れないという悩みを訴える方は少なくありませんが、話を聞いてみると、朝起きてから二度寝をしたり、昼寝をしたり、ちょこちょこ睡眠をとっているのです。つまり、昔は寝つきもよく、朝までぐっすり眠れたのに、そうではなくなったことを気にされているのです。

加齢とともに寝つきが悪くなったり、睡眠時間が減ったりするのは珍しくありません。個人差はあるものの、高齢者の睡眠時間は4、5時間で十分足ります。世間一般で平均といわれる7時間も眠る必要はないのです。70歳を過ぎれば若い頃に比べて運動量が減りますので、眠ることで体を回復させる時間も短くて済むということを覚えておきましょう。

18 失敗にクヨクヨしなければ楽しく生きられる

以前は簡単にできたことを失敗してしまった、あるいは時間がかかるようになった。そこで「自分にはもう無理」とあきらめてしまえば、無気力な老人の仲間入りです。**できないことを嘆いたりせず、時間をかければできるなら、ゆっくりのんびりやればいいのです。**できないことを嘆きながら生きるのと、老いを受け入れ、これはまだ何とかこなせるから大丈夫、とできることを大切にしながら生きるのとどちらが幸せか、言うまでもありませんよね。

物忘れのせいで一度読んだ本をまた買ってしまうということもあるでしょう。そこで落ち込まず、せっかくだからもう一度読もうと気持ちを切り替えれば、その本を読んでいる間は楽しく過ごせます。小さな失敗には目をつぶり、必要以上にクヨクヨしない、80歳を過ぎたら自分にそう言い聞かせていきましょう。

19 おしゃれをすれば前向きな力が湧いてくる

「形から入る」という言葉がありますが、これは老化予防にも役立ちます。スーツを着てネクタイを締めるとシャキッとするという男性や、メイクをすると気分が前向きになるという女性は多いはず。認知症予防に効果があるとして、高齢女性に化粧を施す「化粧療法（メイクセラピー）」を取り入れている介護施設もあるようです。**まさにおしゃれは活力の源。**

一日中パジャマでゴロゴロしていたら、リラックスを通り越して無気力になってしまいます。また、「見るからに高齢者」というくすんだ色の服を着ていると、心まで老けてしまいます。不思議なことに、姿勢や仕草、表情までも高齢者そのものになるのです。**服選びのときは「これくらいでいいや」ではなく、「これが着たい！」という気持ちが大事。**男性も積極的におしゃれを楽しんでほしいものです。

20 エロティックなことをタブー視しない

老け込まないためのカギは、男性ホルモンにあります。男性は年齢とともに男性ホルモンが減少していきますが、女性は閉経後に増えることがわかっています。高齢になっても元気な女性が多いのは、そのためかもしれません。男性ホルモンが減ると意欲が衰え、筋肉も減っていきます。つまり、見た目年齢も老けてしまうのです。そうならないためにも、**性的なこともタブー視せず、どんどん開放しましょう。性欲があるのは少しも恥ずかしいことではありません。**性欲は自然な欲求ですので、可能なら男性も女性も積極的に性の営みをすればいいと私は思っています。アダルトビデオの鑑賞も大いに結構。「年甲斐もなく」などと考えてはいけません。人目を気にして自分にブレーキをかけないことが、老け込まないためには必要なのです。

第4章

80歳になったら「やめる」こと

80歳を過ぎたら健康診断はしなくていい

◆検査結果より気をつけたい臓器別診療の弊害

血液検査の結果を気にする人がいますが、注意すべきは血液検査の数値より結果として起こる動脈硬化です。

血液検査が正常でも、ひどい動脈硬化が起こって心筋梗塞で倒れる人もいれば、検査の結果がかなりの異常値でも動脈硬化が軽い人もいます。

心臓ドックなどで冠動脈の狭窄《きょうさく》が見つかれば、そこをステントと呼ばれる管のようなものなどで広げることができます。そのほうが心筋梗塞の予防としては確実です。脳ドックでも脳の動脈瘤の早期発見ができますし、くも膜下出血の予防対策がある程度できます。

私が血液検査の結果にこだわることをすすめないもう一つの理由は、年をとるほど低栄養の害が大きくなり、栄養（サプリメント等で摂る微量元素も含む）はむしろ多めのほうが健康にも長寿にもつながるからです。

実際、低血糖や低血圧、低ナトリウム血症（塩分を控えすぎると起こる）は意識障害の原因になります。繰り返しになりますが、私はこれが高齢者の逆走運転や暴走運転につながっていると推測しています。事故を起こしたのが普段は危険な運転をしない人ならば、意識が朦朧としている可能性が十分考えられるからです。

また、日本の医療は「臓器別診療」が基本です。つまり、各々の臓器を診断して、それに特化して治療をするスタイルです。**臓器別診療を一概に悪いとはいえませんが、80歳を過ぎた高齢者にとっては、よくない方向に進むことが多いと私は思っています。**

たとえば、心筋梗塞や脳梗塞の予防のため、循環器内科の医師は、コレステロール値を下げるよう指導します。しかし、コレステロール値を下げれば、免疫機能が低下し、感染症にかかったり、がんにかかりやすくなったりします。つまり、**ある臓器だけを治療しても、ほかの面に支障が出てしまうことが起こりやすい**のです。年をとれば臓器の機能は全体的に低下しますので、ひとつの臓器だけを治療すればいいというわけではないのです。ひとつの臓器を治療した結果、トータルでは不健康になったということもあり得るのです。

臓器別診療は、不要な薬を増やしてしまうという弊害もあります。専門科それぞれで薬を処方され、気づいたら10種類以上にもなっていたなどということがよく起こります。

多量の薬を飲み続けることが体にいいわけがありません。高齢になるほど多剤併用の害は大きくなります。**何に効くかわからないけれど、病院で処方されたから飲み続けているという薬は、一度見直すことが必要です。**頭が痛いなら頭痛薬を飲む、胃がもたれるから消化剤を飲むなど、具合が悪いときに必要なものだけ飲む、こちらのほうが害が少ないし、体調もよくなることでしょう。

◆80歳を過ぎたら健診をやめて心臓ドック＆脳ドックを

年をとったら動脈硬化は必ず起こるので、むしろ血圧や血糖値、コレステロール値は高いほうがいいと私は考えていますが、それでは動脈硬化がもっと進むのではないかと心配される人もいるかもしれません。

確かに加齢であれ、高血圧であれ動脈硬化を進めます。ただ、動脈硬化がまずいのは、その後の病気につながるからです。

その中でもっとも怖く、命を奪う病気が心筋梗塞です。心臓に栄養を送る冠動脈に動脈硬化が起こり、それが詰まってしまうと、心臓に酸素や栄養がいかない部分が生じます。これが心筋梗塞です。その範囲が広いと死につながります。ただ、医学の進歩でこの冠動脈の状態がカテーテル（細い管）を入れなくてもCT（コンピュータ断層撮影）などの画像診断で見られるようになりました。

このような心臓の状態を確認する一連の検査が心臓ドックといわれるものです。

ここで冠動脈の狭窄を見つければバルーンカテーテルを使って広げたり、ステントを入れたりすることで閉塞《へいそく》を予防し、心筋梗塞による突然死を避けられるのです。これは突然死の別の理由である大動脈解離も発見できます。**検査データが正常でも冠動脈の狭窄は起こり得るので、検査データに一喜一憂するより心臓ドックを受けるほうが賢明だと思います。**

また、日本はこの血管内治療では世界のトップレベルなのも福音です。

脳ドックは一般的に認知症の予防のためとされていますが、早期発見しても有効な治療薬はほとんどありませんし、認知症のあるなしにかかわらず、脳を使うのが老化予防になりますので、その観点からはあまり期待できません。ただ、**MRI（磁気共鳴画像）で脳の血管の状態を調べられますので、脳動脈瘤を見つけることはできます。**これも多くの場合、破裂の予防措置ができるので、くも膜下出血を避けられます。突然死を避けたいなら、一緒に受ける価値があるでしょう。

ただし、これは上手《うま》い下手の差が大きいので、事前の情報収集は必須です。

それ以外の健康診断は、高齢者に害があることが多いように思います。

ひとつは、いろいろな数値に異常があると薬が出されることが多いのですが、高齢者は異常値がいくつも出ることが少なくないので、薬の種類が多くなってしまうことです。各種調査で、薬の種類が5〜6種類以上になると副作用が現れやすくなり、転倒のリスクが増えるとされています。

また、**各種数値を正常値に下げることが、体調の悪さにつながり、意識障害につながりかねないということがあります**。年をとれば誰でも動脈硬化が起こるのですが、血液の通るところが狭くなり、血管の壁が厚くなるので、血圧や血糖値がある程度高くならないと、脳に十分な酸素やブドウ糖が行き渡らなくなります。そうすると、体がだるくなったり、頭がボンヤリしたりします。とくに運転をする際には危険な事故を招きかねません。

また、前述のコレステロールのように、循環器には悪い働きをするけれど、免疫機能やホルモン医学的には良い働きをするものもあります。

薬を使わなくても、正常値に戻すためにお酒や甘いもの、塩分などを制限することになると残りの人生が味気ないものとなり、結果的に免疫機能が下がってがんになりやすくなるということも、知っておいていいでしょう。

◆ 薬を飲まないという選択もある

医学の世界で30年以上（日本では1990年代後半以降）トレンドになっているものにEBMというものがあります。

これは「Evidence-Based Medicine」の頭文字をとったもので、「（科学的）根拠に基づいた医療」とよく訳されています。

たとえば、血圧の薬を飲んで血圧を下げることは可能ですが、その結果、実際に脳卒中や心筋梗塞を防ぎ、どの程度、死亡率を下げたかを知ることが大切です。し、その根拠を求めたうえでの医療を行うべきだという考え方です。

血圧については、アメリカにかなりよく知られる大規模調査のデータがあります。70歳で最高血圧が160mmHgの人についてのものですが、降圧剤を飲まなかった群は6年後に10％の人が脳卒中になりましたが、降圧剤を飲めばそれが6％に減ったというものです。

これが降圧剤は有効だというエビデンスになります。ちなみに**日本では血圧の薬を飲んだり、血糖値を下げる薬を飲んだりした際、何年後にどの病気がどのくらい減ったかという大規模比較調査がほとんどありません。**

アメリカでは、エビデンスがない薬には保険会社が金を出してくれません。だから製薬会社が必死になってエビデンスを作る。ところが、日本ではエビデンスがないのに医者が患者に薬を強制して、大規模比較調査をやっていない状態が放置されているので、膨大な公的医療費の無駄遣いになるのに薬の使用が続けられています。

日本人とアメリカ人では食生活も疾病構造（アメリカでは死因のトップは心疾患）も違うのに、アメリカのエビデンスがそのまま流用されたりもします。

70歳の人は降圧剤を飲んだほうがいいというエビデンスがある、それが通常の解釈ですが、別の見方もできます。薬を飲まなくても90％の人が（6年間に限ってかもしれませんが）脳卒中にならないのです。

薬を飲んでも飲まなくてもほとんどの人は脳卒中にならないのだとしたら、なってしまったときは運が悪かったと思うことにして、薬を飲まないという選択もあります。**薬を飲んで体調が悪くなる人は、元気に過ごすために薬を飲まないと決めてもいいのではないでしょうか。**

さらに問題なのは、薬を律義に飲んでいても、その中の6％の人が6年以内に脳卒中になるということです。

要するにいくら医学が進歩しても、自分の運命や体質には勝てないのです。

だから私は日本でもエビデンス、とくに死亡率が下がったかどうかのエビデンスを取るべきだということを主張していますが、それにこだわりすぎる必要もないと思っています。

私が長年、とくに高齢者の臨床を行ってきた経験からひとつ言えることがあるとすれば、医学というのは多少の助けになっても、残念ながら、体質や運命のようなものには勝てないということです。

減塩やコレステロールの少ない食事を心がけ、医者の言いつけを守り薬もきちんと飲んでいる人が70代で亡くなることがある一方、**タバコをスパスパ吸い、放《ほう》埒《らっ》な生活をしていても大した病気もせず、100歳まで生きる人がいるのは、多くの人が知る事実です。**

また、検査数値もすべて正常で、健康的な生活を送っていても、がんなどで若死にする人が意外に多いのも、医者なら多くの人間が知っていることです。あるいは、長寿の家系の人はかなり不摂生な生活をしていても長寿なのに、短命の家系の人は相当健康に気を遣っていても短命なことが多い気がします。遺伝子のようなものを前に、意外に医学は無力なのではないかと痛感させられます。信じたくないことではありますが、寿命や病気には宿命のようなものがあるような気がしてならないのです。

がんに正しく向き合うために

◆がん治療で生活の質を落とすか、共存するか

がん治療で知られる医師、故近藤誠先生と何回か対談をしたことがありますが、近藤先生は、がんというのは余計な治療をしなければ、苦しまないで死ねる病気だという考えをお持ちでした。

実際、**ほとんどのがんは末期になるまで症状が出ないことが多いもの**。だから、症状が出て医者に診てもらう頃には手遅れ、ということになるのです。そのため、早期発見・早期治療のためにがん検診が大切といわれていますが、近藤先生は、そ

れがかえって苦しまなくてもいい患者さんを苦しめているというのです。

転移しないがんなら手術などしなくても、相当長く生きられますし、転移するがんならどんな治療をしても転移する。ところが、その治療が患者さんを苦しめるということです。

確かに**高齢者を長年診ていると、手術であれ、化学療法であれ、がんの治療を受けると、それが成功しても元気がなくなる人が多いのです。**

とくに胃がんの場合、胃を3分の2ほど取ってしまうと、栄養状態が如実に悪くなり、やせ衰えます。また、すぐにお腹がいっぱいになるので、食べる楽しみがかなりの程度で奪われてしまいます。化学療法も、最近は、ましなものもあるようですが、かなり苦しい思いをする人が多いのです。

私ががんの専門家でもないのに、高齢者のがんは治療をしなくていいと主張しているため、批判する医師（ならば匿名でなく実名で批判してほしいのですが）は少なくありません。確かに私はがんの専門家ではありませんが、高齢者ががんの手術や化学療法を受けた結果がどうなったかを見てきた経験は、人一倍多いという自負はあります。

また、**高齢になるとがんの進行はかなり遅くなります**。手遅れのがんが見つかったが、家族が本人には告げずに良性の腫瘍ということにして、軽いうつ病診療のために私のもとに10年以上通い続けたケースもあります。

私が以前勤めていた病院では高齢者の末期医療をかなり多く行っていましたが、なるべく点滴の量を抑えるようにしていました。人間というのは軽い脱水症状であれば、眠ったように死ぬことができますが、逆に正常値にこだわって点滴をすると、脚などが浮腫《むく》んできます。要するに心臓の機能が十分でないから、血液量などを点滴で増やすと、処理し切れないのです。そして胸のレントゲンを撮るとたいてい胸水が溜まっています。

実は**胸水が溜まった状態というのは、溺れたときと同じくらい苦しいそうなのです。死期の迫った高齢者にとっては、非常につらいことでしょう。**

脱水を補正してあげようという医師としての良心が、患者を死の末期まで苦しみの状態に追い込むことになるのです。

死ぬ間際に患者が苦しむかどうかという観点を、どれだけの医者が持っているかはわかりませんが、**がんにせよ脱水の補正にせよ、高齢者の治療では、医学常識にこだわることで苦しむ患者が少なくない**ということは事実なのです。

◆「いい人生だったな」と笑って逝くために

がんの治療法には主に手術、抗がん剤治療、放射線治療の三つがあります。どれもがんの根絶や縮小を目指すものですが、正常な組織や細胞も傷つけ、患者さんのQOL（生活の質）を著しく下げてしまうことが多いのです。

たとえ治療が成功して、1年余命が延びたとしても、好きなものを思い切り食べることもできず、心身の自由を失ったままヨボヨボの状態になって「いい人生だったな」と笑って逝くことができるでしょうか。私ならそんな最期はごめんです。

がんは、うまく分裂できなかった細胞が免疫機能で殺し切れないために次第に増えた結果、発症する病気です。年をとるほど細胞の正常な分裂は難しくなり免疫機能が落ちますので、**がんは老化現象のひとつということもできます。**

老化現象ですから、前項でも述べたように高齢者では進行はとてもゆっくりです。衰えた体に手術や治療で大きなダメージを与えるよりは、放っておいたほうが長生きできるケースが多いというのはそういうことです。積極的な治療をしなければ、死ぬ少し前まで普通の暮らしができますし、自分の余命もだいたいわかるので、**「死ぬ前にやりたいことをやり尽くそう」と開き直ることもできます。**

ということで、がんを治療しないと決めた際に意外に重要になるのは、免疫機能です。これが高い人は、転移した小さながんを免疫細胞が殺してくれたり、がんが大きくなるのをある程度抑えてくれたりするので、がんになっても生存期間が延びますし、うまくすればほかの病気で死ぬまで、がんと共存できます。私はそういう人を数多く見てきました。

免疫機能を保つためには、ストレスを減らし、楽しむことが大切です。

そういう意味で、気心の知れた人と明るく暮らし、美味しいものを食べることが大切です。もうダメだと暗い気分になっていると、かえってがんの進行が速まるので要注意です。

認知症を知れば恐れはなくなる

◆認知症の進行はとてもゆっくり　できることはまだまだある

高齢の方に限らず、「認知症だけにはなりたくない」「ボケてしまったら人生終わりだ」と考えている人も多いのではないでしょうか。しかし、年をとれば、それだけ認知症の発症リスクは高くなります。

認知症の診断テストをすると、70代前半の認知症の有病率は4％ほどですが、70代後半では約10％、80代に入ると約20％と倍々で増えていき、80代後半では約40％強が認知症と判断されます。つまり、ほぼ半数の人が認知症となるわけです。90歳以上では60％以上、95歳では80％となります。

つまり、認知症は老化現象のひとつであり、長生きをすれば認知症になることは避けられないということです。実際に多くの方のご遺体を解剖してわかったことですが、85歳以上のほぼすべての人の脳にアルツハイマー型認知症の所見がありました。

こう書くと、やはり自分は認知症になってしまうのか……とショックを受ける方もいるかもしれません。しかし、**認知症になってしまったら、記憶があやふやになり、人の顔もわからなくなり、徘徊《はいかい》するようになる……などといったことがすぐに起きるわけではありません。**

認知症には段階があります。多くの場合、「物忘れ」から始まり、次に場所や時間の感覚が悪くなり、道に迷ったり時間がわからなくなったりする「失見当識《しっけんとうしき》」という現象が起こります。自分の家はここではないと言ったり、夜中に買いものに出かけようとしたりすることが、この失見当識に当たります。

失見当識の次に「知能低下」が表れます。人の会話が理解できない、本を読もうとしても読めない、テレビを見ても意味がわからないということが起こります。逆にいうと、**失見当識が起こって道に迷うようになっても、多くの場合、知能は保たれ、人の話はわかるものです。**

このように認知症には段階があります。最初の症状が表れてから次の段階に進むまでの時間には個人差がありますし、**ほとんど進行しないまま終わる人もいます。**

まず覚えておいていただきたいのが、**認知症は、とてもゆっくりと進行していく病気**だということ。家族の顔がわからなくなるとか、トイレにも自分で行けなくなるといった状態になるのは、認知症がかなり進行してからです。初期の頃なら、記憶力が低下する程度で、たいていの人はそれまで通りの生活を続けることができるのです。

◆認知症の人を安心させるため、家族の向き合い方がとても大事

70代、80代で、まだ認知症になっていない方は、物忘れなど軽度のうちに、もし認知症の症状が進行したらどうしてほしいか、家族と話し合っておくことをおすすめします。

認知症が進んでくると、記憶が曖昧になり、朝ごはんを食べたのに、食べていないと何度も言うことがあります。自分の主張が受け入れられないと癇癪《かんしゃく》を起こすなど、以前とはかけ離れた言動が増えていきます。それは家族にとってかなり衝撃的な出来事です。家族にしてみれば、以前のような会話はもうできないと思い込み、高齢の親に対してつい高圧的な態度をとったり、きつい口調で否定したりするかもしれません。

しかし、このように接してしまうことは**認知症当事者を混乱させ、不安にさせ**

る原因になります。家族の方に知っておいてほしいのは、認知症とは正常だった機能が徐々に低下し、日常生活や社会生活に支障をきたすものだということです。その事実に対し落ち込み、**絶望を感じているのは認知症の当事者です。家族に求められるのは、認知症の人を別人扱いせず、その状態のまま受け入れることです。**

たとえば、知能低下が進めば、家族に対して面と向かって「あなたは誰ですか？」と聞くこともあるでしょう。突然そんなことを言われたら、「何言ってるの？」「しっかりして！」と叫んで、きつい言い方で責めてしまうかもしれません。その気持ちは十分わかります。

でも、そんなときでも、「私は〇〇ですよ」と優しく声をかければ、相手は安心できますし、混乱せずに済みます。耐える努力がいるかもしれませんが、これが認知症の人をそのまま受け入れるということです。

◆認知症になったら何もわからないは大きな誤解

認知症の進行を遅らせるには会話が大事だとお話ししました。**認知症に対する誤ったイメージのひとつに、「ボケたら何もわからなくなる」というものがあります。**つまり、話の内容は理解できないから、何を言っても無駄だと捉えてしまうのです。

しかし、決してそんなことはありません。周囲の人たちは、「もう何を言ってもわからない」と思い込み、ついつい気遣いを忘れてしまいます。介護疲れから、つい本人の目の前で舌打ちしたり、愚痴を口にしたりすることもあるでしょうが、それは**本人にも伝わっています。**何も言い返さないのは、話す内容を考えるのに時間がかかったりしているからです。

会話に限らず、まだまだできることはあるのに、危ないからという理由で行動を制限し、あれもこれもダメと取り上げてしまえば、本人は落ち込んでしまいます。**悲しみや不安が症状の悪化につながることも、十分あり得ます。**

また認知症が進んでくると、同時にいくつものことを理解するのが難しくなります。一度にいろいろなことを言われると戸惑ってしまい、話についていけなくなりますので、わかりやすい言葉で、ゆっくり話しかけることが基本です。返事をするのに時間がかかりますので、急《せ》かさず、本人が話し始めるまで待つことも必要です。認知症の人にはしっかりと向き合う姿勢がとても大事で、それが本人に安心感を与え、少しでも進行を遅らせることにつながるのです。ご家族にはぜひ覚えておいていただきたいと思います。

もうひとつ申し上げたいのは、**認知症の人には徘徊や大声を出すなど問題行動が起こると思われがちですが、おそらくそれは全体の10分の1くらいの割合です**し、また機嫌のいいときには問題行動をまず起こしません。その意味でも、機嫌よくいてもらうことが大切なのです。

終活は本当に必要ですか？

◆エンディングノートがなくても、残された家族でなんとかできる

長年、高齢者医療に携わってきて、最近よく使われる私が嫌いな言葉に「終活」というものがあります。

「人生の終わりのための活動」の略のようですが、一般的には「人生の総括を行い、人生の最期を迎えるにあたっていろいろな準備を行うことを意味する言葉」とされています。

とある生命保険の会社のホームページを見ると「遺された家族に負担をかけないよう、人生の終わりについて考える活動のことです」と、自分のためというより、家族のためとはっきり書いているところもあります。

死んでから自分の家族に迷惑をかけないように、さまざまな準備をしたり、お葬式の費用を用意したり、墓まで先に買っておくということのようです。

確かに、それによって心置きなく死ねるという側面もあるのかもしれませんが、一方では**限りある残りの命の大切な時間を使うことにもなりかねません。**

残念ながら死んでからのことは本人にはわからないので、それをしたことによって、家族が思い通りのことを死後にやってくれる保証はありません。逆に、やってくれるとしても、ある種の義務感を残された人たちに押しつけることにもなりかねません。だから、私は終活を行う気になれないのです。

エンディングノートなるものがあり、かなり流行《はや》っているようです。死後に家族が戸籍謄本を取るために、ちゃんと本籍地を書いておけとか、これまでのエピソードを書いて、自分の知られざる一面を家族に伝えろだとか、財産目録のようなものを作れとか、パスワードもちゃんと書いておけとか、終末期の介護や医療の希望、さらには葬式や墓の希望や遺言書の有無を書いておけとかいうものです。

確かに、認知症になる可能性は小さくないから、自分の介護や、終末期医療について希望を伝えておくことは、残りの「生」の質に影響するでしょう。ただ、死んでからのことにあれこれこだわったり、家族に指図をしたりするというのは、気にしなくてもいいことに余計な労力を割くことになりかねません。

現実には、**亡くなったあと、仮にパスワードなどが見つからなくても、きちんとした法的手続きをとれば、財産などの保全はできます。**確かにエンディングノートがあれば、遺族の手間を減らすことはできるでしょうが、そこまで気にする必要があるのかどうか、私はあまり納得できません。

自分が認知症になったときとか、介護を受けることになったときとか、人に迷惑をかける心配ばかりする高齢者が多いと思えてなりません。そういう心配を捨て、**人間は最終的に他人の世話になるもので、そのために税金や介護保険料を払っている**と開き直れないと、おそらく幸せな老後は送れないでしょう。

終活にしてもエンディングノートにしても、心配事をかえって増やすような気がするから、私は好きになれないのです。

◆死んでからのことにこだわるより、今を充実させるほうがはるかにいい

高齢者向けに書いた本が売れて以来、年齢を重ねても活躍を続け、光り輝いている高齢の方と対談などをすることが多くなりました。そういう人たちに共通しているのは、いくつになっても今を一生懸命生きておられることです。

死んでからのことを考えるより、現在の生を充実させているのでしょう。私は2022年5月から「サンデー毎日」（毎日新聞出版）で連載をスタートしましたが、その頃から一貫して主張しているのは、長生きとQOLのどちらをとるかを考えるべきだということです。

医者の言いなりになって飲みたいお酒を我慢したり、味のしないような食事をしたり、体がだるいのを我慢して薬を飲み続けるより、**残りの時間が限られた人生なのだから、もう少し自分が満足できる生き方をしたらどうか、ということを**

すすめてきたわけです。

たとえば血圧の薬に関していえば、薬で血圧を下げた人と、そうでない人のどちらが長生きできるのかということでさえ、日本人を対象にした大規模比較調査がないので、本当に医者の言いなりになって長生きできるのかを疑っています。しかしながら、仮に薬を飲み、あれこれと我慢する生活をしたほうが長生きできるエビデンスがとれたとしても、私自身は残りの人生の充実のほうをとりたいと思います。

医者向けのサイトで私のことがボロクソに書かれたことがありましたが、その批判コメントに対するコメントにこんなものがありました。

「むかし大相撲で糖尿病の力士がいて、食餌療法をしっかりやる医師の場所は負け、巡業で、食事はほったらかしの医師にかかると勝つということを言っていた。Patient（患者）は忍耐を強いる医師の言うことは聞かず、自分の不摂生に迎合する医師の言うことを聞く。Patient が Patience（我慢）を失ったらそれは患者ではない。ただの死にぞこないだ」

　これが多くの医師たちの本音なのでしょう。何度か述べていることですが、血糖値や血圧というのは、高めのほうが脳にブドウ糖や酸素が行きやすいので、それでパフォーマンスを上げる人が多いのです。

　要するに、この力士は、血糖値が高めのときのほうがパフォーマンスが上がり、相撲で勝つということなのでしょう。勝てなくてもいいから「摂生」をしろというのは、患者のＱＯＬや自己決定の視点が欠けていると思います。少なくとも、**私は医者の言うことを聞かずにバリバリ仕事をし、生きることを楽しむ人を死にぞこないと呼ぶ気はしません。**怖いのは、投稿から数日が経っても、この投稿には賛成20、反対０で反対の医者が一人もいなかったことです。

　この投稿とその反応を見て感じたのは、日本には、患者さんの生を充実させようという視点の医師がほとんどいないということです。たとえば薬が合わないことがあり相談しても、替えてくれない医者のほうがはるかに多いと思います。

でも、**一度しかない人生なのだから、誰にだって生を充実させる権利はあります。**件《くだん》の力士にしても、医者に命が短くなると脅されながら、相撲人生のほうを大切にしたかったのでしょう。

コロナ禍で多くの高齢者は、政府や専門家会議と称する医師たちの言いなりになって、約3年もの間、人との会食や旅行を我慢した。しかし、それによって、死期や要介護になる時期はむしろ早まったように思えてなりません。

私が多くの高齢者の終末期を見て感じるのは、やはり「思い出」の大切さです。多くの高齢者は約3年、その思い出を作る時間を奪われたのです。このような無駄な時間を過ごさせられた以上、それを取り戻すべく残りの人生を充実させることこそが、本当の意味での「終活」と思えてなりません。

◆財産が思わぬ火種に⁉　お金は生きているうちに使い切る

自分で稼いだ金なら、それを死ぬまでに使い切るのも終活かもしれません。

というのは、**財産を残すとろくなことが起こらない**ということは、私が高齢者医療を専門にする医師としての実感だからです。

精神科医をやっていると、民事の精神鑑定や意見書作成の依頼を受けます。

たとえばきょうだいのどちらかが勝手に財産を使い込んだり、名義変更したりした際に、そのときの親の意思能力はどうだったかの意見書を書いてほしいとか、親の成年後見の申し立てをきょうだいのどちらかが出してしまったが、そのときに裁判所が下した決定に対して、その決定が無効なのか有効なのかなど、かれこれ10件以上の意見書を書いてきました。現在も裁判が続いているケースもあります。

このようなきょうだい間の争いが予想以上に多いということを、そのほかのケースでも高齢者専門の精神科医になって以来、知ることになりました。きょうだい仲がよかったのに、親が財産を残して亡くなったとたん険悪になったというケースもあります。**子どもを不幸にするのなら、何のために財産を残すのかわから**

ないというのが私の素直な感想です。

へたに財産を残しておくと、逆に子どもに介護プレッシャーを与えることにもなりかねません。財産を引き継ぐからには、親の面倒を見るのが当たり前とか、再婚もしないでできたのはお前たちのためなのだから、その分、ちゃんと介護をしろと言っても、子どもたちにも残りの人生があります。

両親が天寿をまっとうし、財産が入る頃には、子どもが60歳を過ぎている時代です。親が介護生活に入れば、子どもたちも残りの人生を楽しめなくなってしまいます。これまで働いてきたのとは別の職や趣味を見つける機会も奪われます。**財産など残さない代わりに、子どもも自由にする。**さらに自分が楽しむことで元気になり、要介護の期間を短くするのが最高の終活だと私は考えています。

◆リビングウィルを残し、死に方だけは自分で選ぶ

エンディングノートなるものに不要なことまであれこれ書き連ねるのは無駄だ

と考えますが、死ぬときのこととか死んだあとのことについて自分の意思を示しておく価値があることは、いろいろな人の死を見てきた医師として感じます。

いわゆる「リビングウィル」というものです。

死ぬときに意思を表明すればいいと思うかもしれませんが、多くの人の場合、死の間際には意識がなくなっています。さらに言うと、今のご時世、90歳を過ぎると6割くらいの可能性で認知症になります。

もちろん**認知症になっても、それが本格的に重くなるまでは、人間には意思能力は存在します**。かなり重度の認知症であっても嫌なものは嫌だし、うれしいときはうれしいと意思表示はできます。

ただ、現在の法律では、「成年後見制度」というものがあり、家庭裁判所で認知症が後見レベル（判断能力がまったくない）と審判すれば、原則的にすべての法律行為について、後見人が取消権も代理権も持つことになります。

要するに後見人が、意思の代行をすることになり、本人には判断力がないとされれば、財産を管理したり、使ったり、いろいろな契約をしたりすることが自分の意思ではできなくなってしまうのです。

私の30年以上にわたる認知症の人に対する臨床経験では、まったく意思能力がなくなるというのは、最末期の話で、かなり重い認知症になっても「これを食べたい」とか「この子はいい子なので財産をあげたい」というような意思は残っています。

しかし、後見という審判が出れば、それが原則的に認められません。

自分の子どもが親思いのいい子であればいいが、残念ながらそう思えない場合に備えて、意思がしっかりしているうちに、誰に代理人をやってもらうかを決めておき、その人と契約を結んで、自分が認知症などになった際に契約などの代行を行ってもらうという制度があります。これが「任意後見制度」です。

これは契約行為なので、家庭裁判所などの審判は要らず、公証役場で公正証書を作ってもらえば、それで済みます。そして、法定後見と違い、自分の選んだ行為だけ代行してもらうこともできます。

ただし、死後のことは対象外なので、立派な葬儀などを希望する場合は、「死後事務委任契約」も結ばないといけません。

いずれにせよ、認知症が進んできたら自分の意思が認められず、最悪、お金があっても好きなものさえ食べられないということになってしまいます。

終活は無意味ですが、生きているかぎりは自分の生を充実させようというのが、私の主張です。それを完遂するためには、よほど**家族が自分の意思の通り動いてくれると思える場合以外は「任意後見制度」を利用するのが、リビングウィルを有効にするためには重要**だということは知っておきたいものです。

家族が信頼できる場合でも、きょうだいが複数いる場合は、法定成年後見の場合、通常、先に申し出た人間が後見人になってしまうので、前もって信頼できるほうの子どもと任意後見の契約を結んでおいたほうが安全です。

これこそが法律上のリビングウィルです。

調子が悪ければ治療をやめる その決断があってもいい

私は決めつけが好きな人間でないし、認知療法という心の治療法では、**決めつけが正しいと考えて疑うことをしない思考パターンの人は、うつ病になりやすく治りにくい**とされているので、患者さんの決めつけはなるべく注意するようにしています。

たとえば、日本の30年以上の不況は、金融緩和にしても財政出動にしても、理論的には正しいとされる経済政策が、おそらくは正しくないことを示しているのでしょう。だから日銀総裁が世界的な経済学者だからといって、日本の景気がよくなるとは思っていません。

私は血圧を下げるとか、血糖値を下げるとかいう治療が、本当に寿命を延ばしたり、健康につながるのかに疑問を持つし、とくに高齢者に対しては、自分の臨床経験から間違っているのではないかとさえ思っています。

ただ、その考えが絶対に正しいとは思っていません。

経済政策であれ、医療であれ、試してみないとわからないというのが私のスタンスです。経済政策については、これまでと違って、たとえば所得税や法人税を上げて、経費を大幅に認めたほうが消費を促進するかもしれない。もちろん、これだって試してみないと正しいかどうかはわかりません。

医療に関していえば、薬を飲んで調子がいいのなら、その人の体に合っているということだから、まあ正しいと思うし、調子が悪いなら失敗だったのだから、やめるか別の薬に替えればいいというのが私のスタンスです。

また、今は正しくても、時代が変われば正しくなくなることもあるはずです。ということで、私は自分が正しくて、間違いないという決めつけはいけないことだと思っています。これまでの主張も、その可能性が高いという経験論を話しているだけで、絶対に正しいものと思ってほしくありません。

ただ、長く生きてきて、あるいは長く医者をやっていて、唯一絶対に正しいと信じていることがあります。それは**人間というものは100%死ぬ**ということ。どんな治療も広い意味で延命治療であって、死を防ぐことはできないのです。私が言いたいのは、**ある程度の年齢になれば、治療は延命措置にすぎない、そのことを前提に生きてほしい**ということです。

たとえば、ある治療を受けて調子が悪かったら、「どうせ死ぬのなら、多少寿命が短くなってもこの苦しい治療はやめよう」とか、「残りの人生、ずっとこの不調が続くなら、それは勘弁」など、若い頃とは違う決断になっていいのです。もちろん、1秒でも長く生きていたいという選択もあっていい。しかし、死は避けられないということだけは覚悟するしかありません。

先々のことを考え不安になる必要なし
心配事の9割は起こらない

日本人の国民性かもしれませんが、物事をつい悪いほうに考えてしまう傾向の人が多いような気がします。先々のことを心配するあまり、暗くなってしまうなど、完全な独り相撲です。なぜ起こりもしないことが心配になってしまうのか、その原因のひとつに「予期不安が強い」ということがあげられます。

「予期不安」とは、たとえばこういうことです。「がんになったら」「突然倒れたら」「老後資金が底をついたら」など、先々の悪いことばかり考えて、不安で仕方なくなってしまうことです。先のことについての「過剰」な不安ですから、悩み始めたらキリがありません。しかも、こうした不安や心配事の9割は実際には起こりません。

それなのに、なぜか多くの人が取り越し苦労ともいうべき予期不安に悩まされてしまうのです。その状態を長く続けていると、自律神経を乱してしまい、自律神経失調症を起こしかねません。病は気からというように、まずは予期不安を解消する必要があります。

予期不安を軽減するためには、三つのアプローチがあると私は考えています。まずは、**「やる前から答えを出さない」**ということです。世の中は、「やってみなければわからない」ことがあふれています。あれこれ考えず、実際にやってみて答えを出せばいいのです。

二つ目は悶々《もんもん》と悩んでいるぐらいなら、その時間で**「ソリューション（問題解決法）を用意する」**ことです。これは第2章でもお話ししたように、がんになったらどこの病院に行くか、認知症になったらどこで介護を受けるかなど、あらかじめ心の準備をしておけばいいのです。

そして、**不安に思うことが実際に起こる「確率」を冷静に検討してみる**ことです。予期不安が強い人に多いのが、確率の計算ができない、あるいは確率のことがまったく頭にないということです。そのため、起こる確率が極端に低いことを真剣に心配してしまうのです。

たとえば、墜落事故が怖くて飛行機に乗れないという人がいますが、飛行機事故は交通事故とは比べものにならないくらい少ないわけです。起こる確率が極端に低いことは、心配したところでどうにもなりません。「万が一ということもあるので」と考えていたら、何もできなくなってしまいます。

予期不安から自由になって、やりたいことをやれば、出かける先が増えたり、新しい趣味にチャレンジしたりと、楽しいことに出合える確率が上がります。空振りもあるかもしれませんが、その分ヒットも出るのです。

もう一度言います。**不安や心配事の9割は実際には起こりません。たとえ起こったとしても、解決策をあらかじめ準備しておけば、たいていのことは何とかなります。**80歳を過ぎたら、無用な不安や心配事から解放され、楽しいことだけ考えてほしいものです。

嫌われ老人にならないために「勝ち負け」の意識と決別する

私たちは小さい頃から学校の成績や会社での立場など、常に競争にさらされてきました。そのため、無意識のうちに、何事も勝ち負けで考える習慣がついています。ただし、80歳を過ぎたら「他人と比較する生き方」はきっぱり捨て去りましょう。

高齢になれば、生き方に大きく個人差が出てきます。

たとえば、仕事で成功し家族にも恵まれたけれど、大病を患ってしまい余命宣告されている人もいれば、家族はなくても体は健康、そこそこ仕事もして一人の人生を謳歌しているという人がいたとします。状況が違えば、幸せの尺度も違ってきますので、「どちらが勝っている」など決められるものではありません。**「勝**

ち負け」ではかること自体、まったく意味がないのです。

他人と自分を比べるクセのある人は、自分より幸せそうにしている人を見ると、嫉妬心から、その人の粗探しをしてしまいがちです。仕事で成功している人を見ると、「よくないことをして儲けたのではないか」と疑い、家族仲良くしている人を見ると、「本当は子どもに嫌われているはず」と、何かしらの理由を見つけてケチをつけたくなってしまうのです。しかも、そのほとんどが勝手な決めつけです。

自分より恵まれた（と本人が思い込んでいるだけの）人が現れるたびに、無用な劣等感に苛《さいな》まれ、粗探しを続けるなどつらいだけです。

また、「勝ち負け」の意識が強すぎると、負けたくないあまりに、逆に「消極的」になってしまいます。負けを回避するために、無意識に「勝負」を避けて、何もやらないという方向に気持ちが向かってしまうのです。

他人の粗探しばかりする人も、無気力な人も、周囲からしたら付き合いにくいだけです。当然、嫌われることでしょう。「勝ち負け」の意識を捨てて、素直に相手の優れているところを受け入れてみてはどうでしょうか。すぐには難しいかもしれませんが、「あの人のここがすごい」「ここは尊敬できる」と、まず言葉にして自分に言い聞かせてみましょう。**他人と比べず、批判をやめてみると、ぐっと生きやすくなるはずです。**

嫌われる高齢者にならないためにも、「勝ち負け」や「他人との比較」とはきっぱり決別してください。

見れば見るほど不安が増す ワイドショーは百害あって一利なし

テレビを見続けるとバカになる、これは私の持論のひとつです。その最たるものがワイドショーです。なぜなら、孤独死や認知症を必要以上に怖がる人が多いのは、テレビの影響ではないかと思うからです。

ワイドショーは事件をセンセーショナル（扇情的）に取り上げることが多いため、無意識のうちに内容が脳に刷り込まれてしまうからです。

死後数カ月も発見されなかった高齢者のことが、悲惨な死として取り上げられたり、認知症を発症して攻撃的になった人が他人を傷つけたり、車の暴走事故を起こしたり、あたかもすべての高齢者がそうであるかのような取り上げ方をします。

そのため、孤独死や認知症が恐るべきものとして認識されていくのです。

必要以上にテレビを見ないこと、これが、予期不安を抱えないための最良の方法です。

コロナ自粛中は一日中テレビを見て過ごしていたという人もいることでしょう。

それが習慣化してしまい、とくに見たい番組があるわけでもないのに、テレビをつけっぱなしにしている人が多くいます。**何となくテレビを見続けていると、思考力が低下し、前頭葉の劣化を早め、確実に心身の老化を進行させていきます。**

これほど危険なことはありません。

テレビに向かって「バカ言っちゃいけない」「そんなことがあるもんか」とあれこれいちゃもんをつけ、ニュースキャスターやコメンテーターの言うことを疑ってかかる高齢者がいます。一緒にテレビを見ている家族にとっては厄介ですが、これこそテレビを正しく見る作法だと私は思います。

一方、どんなニュースに対しても、「そうなのか」と鵜呑みにしてしまう人は、テレビの電源を切っておくに越したことはありません。

そもそも一日中テレビを見ているようなメリハリのない生活は、脳にも心にも悪い影響を及ぼしてしまいます。

見たい番組だけを選んで見る、見終えたらすぐにテレビを消して別のことをするというように、テレビから離れる習慣をつける、これが一番です。

第5章

病気とともに生きる私が続けること、始めること、やめたこと

心筋梗塞予防のための、心臓ドックのすすめ

2022年8月、近藤誠先生が亡くなりました（享年73）。たまたま、近藤先生との共著の準備中だったこともあり、編集者の方から訃報を伝えていただいたのですが、ショックで言葉が出ませんでした。電車の中で気分が悪くなり、タクシーに乗り換えたときには心肺停止だったそうで、まさに突然死でした。死因は虚血性心不全。奥様は、「夫は日ごろから元気なうちに苦しまないで死にたいと語っていたので、まさに有言実行だ」とおっしゃっていたそうですが、やはりあまりに早い。

予想していたことですが、これにネット民が反応しました。

近藤先生は手術や抗がん剤など、がん治療の危険性を訴え続け、「がん放置治療」の啓発に力を注いでいました。近藤先生が日ごろ、「健康診断は無駄」と言っ

ていたので、その報いだというようなことを言う人がいたのです。ただ、**残念ながら今の健康診断では、おそらく虚血性の心不全は防げないでしょう。**

血液検査でももちろんわからない。コレステロール値が低くても虚血性心疾患になる人間はいくらでもいます。心電図も高齢になるほど当てにならない。近藤先生が健康診断不要論者ではなかったとしても、通常の健康診断では虚血性心不全を防ぐのは困難です。

実際、多くの男性が健康診断を受けているのに、心筋梗塞などの心疾患は死因の2位です。今の高齢女性はあまり健康診断を受けていないのに、心筋梗塞で死ぬ人は男性よりはるかに少ないのです。

唯一、予防的な検査で有効だと私が考えているのが心臓の造影CTです。

これで冠動脈の狭窄が見つかればステントなどの手技で狭窄部位を広げ、心筋梗塞の予防ができます。これは心臓ドックなどを受ければセットで行えますが、近藤先生はエビデンスがないということで否定的でした。

実は、私はいくつかの著書の中で心臓ドックをすすめているのですが、私が尊敬する別の医療経済学者からも、エビデンスがないというメールを受けました。たまたま私はカテーテルで冠動脈を広げるのがうまい先生を知っているからすすめていたのですが、エビデンスというのは冷徹です。心臓ドックをすすめる場合は、その後の処置がうまい先生とのセットでなければいけないようです。

いずれにせよ、近藤先生に対するネット上の批判は当たっていないと私は信じています。少なくとも**一般の健康診断には、病気を増やし、その後のエビデンスのない服薬や療養生活を強制されることも含めて、高齢者にはむしろ逆効果なのは、経験的にいえます。**近藤先生の業績は、膨大な文献を読み、エビデンスに基づいた提言を続けたことと、手術のしすぎ、化学療法の使いすぎのがん治療に一石を投じたことです。

転移を恐れて患者のがんの周りの臓器を大きく切るというやり方は、少なくとも高齢者のＱＯＬを大きく落とすことにつながります。

近藤先生のおかげで、心身ともにボロボロにならずに済んだ人がたくさんいたということを考えるだけでも、本当に惜しい人でした。

死ぬまでワインを飲み続ける

さて、皮肉なことに、近藤先生の遺作となったのは、『どうせ死ぬなら自宅がいい』（エクスナレッジ）という在宅自然死のすすめの本でした。

在宅自然死ではないものの、奥様がおっしゃるように、近藤先生が苦しまず、自然に亡くなったのは、有言実行といえます。

私が心臓ドックにこだわるのは、突然死は避けたいから。ここは近藤先生と違い、多少の死の準備をしておかないとまずいことがいくつかあるためです。

それを考えると、急に死んでも恥ずかしいことが何もない生き方をしているのなら、いわゆる「ピンピンコロリ」で元気なうちに急死するのも悪くない、少なくとも楽な死に方のような気がします。

私の場合は、多少のまずいこと以上に、**せっかく集めたワインのコレクションを飲んでから死にたい**ので、死の準備ができるがん死を考えています。

近藤先生もおっしゃるように、がんというのは余計な治療をしなければ、できた場所がよほど悪くないかぎり、そう苦しい病気ではないのです。

だから手遅れになるまで症状もなく見つからないことが多いのです。

私があえてがん検診を受けないのは、見つけたところで苦しむだけの治療を受けたくないということもあります。浴風会病院という高齢者専門の総合病院で行われた年間100例の病理解剖の結果を見るかぎり、85歳を過ぎてがんのない人はいませんでしたが、死因ががんの人はそのうちの3分の1でした。3分の2は知らぬが仏だったのです。

私も知らぬが仏で死にたいと考えています。

コロナ禍では、死なずに済むならと、外出や人と話すなどの基本的人権を放棄した人が大量に出現しました。その中で親の死に目に会えない、食べたいものや旅行を我慢したまま亡くなっていく人がたくさんいました。

私の本がコロナ禍の時期に受け入れられたのは、多少早く死んでもいいから好きに生きたいという鬱憤《うっぷん》が人々に溜まっていたという要素もあるように思えてなりません。

少なくとも、**どんな死に方をするかは一度くらい考えたほうがいいように思えてなりません。**可能なら集められるだけの情報を集めるべきです。

お金はアテにならない

医師の中には、多くの人の死に接する人たちとそうでない人たちがいるのは確かなことです。がんの専門医やホスピスの医師は患者の臨死をかなりの数で体験しているでしょう。救命救急センターなどでも懸命の救急治療を行っても死に直面することは少なくないはずです。そういう医師たちの死生観についての本もときどき出版されています。こうした例は、どちらかというと高齢になる前の無念の死というようなものが多いでしょう。

私の場合、浴風会病院に勤務していた時代は、入院してきた患者さんの最期を看取ったり、長く外来で通院を続けてきた患者さんが亡くなったりしたあと、ご遺族の報告を受けるというパターンでした。

それが私の生き方に大きな影響を与えてきました。まず、感じさせられたのは、**亡くなったとき、人に悲しまれるかどうか**です。亡くなって悲しまれないことなどないと思うかもしれませんが、どの程度家族に愛されてきたかでその程度はかなり違ってきます。長期の介護生活や認知症の見守りなどで、家族がすっかり疲弊して、亡くなることでほっとした顔を見せることもありました。

私ががんや急死も悪くないと思えるのは、そのほうが悲しんでもらえるという現実を見ているからです。あるいは、出世のために部下を蹴落とし、上司に媚《こ》びてきたような人の場合。自分が亡くなったときには媚《こび》を売った上司はもう生きておらず、部下には愛されていないことが多いようで、悲しんでくれる人は少なくなります。

そういう実態を知ったため、**地位を求めても、いつまでもそれを保つことはできないのだから、そのために嫌われるより、目下の人に慕われる存在になりたい**と思うようになったのです。

あと、学んだことは、お金は意外に当てにならないことです。

亡くなる前に認知症が重くなったり、寝たきりが長く続いたりすると、子どもが成年後見制度を申請して、後見人に選ばれれば親の財産を、実質的に自由に処分できるようになります。後見人にならないまでも、体や脳が弱ってくると、親は子どもに逆らいにくくなります。

日本の相続制度では、介護をしようがしまいが、自動的に子どもに財産が転がり込むため、親の死期が近づくほど、「親に気に入られなくてもいいや」ということになることも少なくありません。もちろん遺言書というものがありますが、書いてもらうまでは機嫌を取っていた人が、書いてもらったとたんに態度を変えることもあります。さらに、遺言書に名前を書いてもらえなかった子どもたちは、距離を置くようになってしまうでしょう。

ほかに感じたこととして、最後に残る貴重な財産は、思い出だということです。**臨終の間際、「あのときケチケチしなければよかった」と後悔しながら亡くなっていったという話を遺族の方から聞くことは、珍しくありません。**

死というのは、どんなに年をとっても経験した人は誰もいないものです。なので誰にとっても少しは参考になるだろうと思って言うのですが、多くの人の死を目にしてきた医師として、**最期の瞬間に後悔するような生き方はしてほしくない。**お金を当てにするより、思い出づくりに力を注いでいただきたいと思っています。少しでも参考にしていただければ幸いです。

死ぬまで本を書いて、映画も撮り続ける

臨床医としての経験とともに、私の死生観にもっとも影響を与えたのは、何といっても精神分析医の土居健郎《たけお》先生です。土居先生は、『「甘え」の構造』などの著書をはじめとし、甘えの概念の提唱で広く影響を与えたことで知られた方です。

アメリカに留学していた際、現地で受けた精神分析がとてもメンタルヘルスによいことを実感したので、日本に帰ってからも精神分析的なカウンセリングを受けたいと思うようになりました。その際に、私がもっとも妥当だと思ったのがハインツ・コフートという精神分析学者の人間の心理的依存を許容する理論でした。それにもっとも近いと考えた土居先生の治療を受けたいと思い、手紙を出したら、治療（と私は思っている）を引き受けてくださったのです。

精神分析の理論に囚われず、ざっくばらんに悩みや愚痴を聞いていただいていました。あるとき、自分の本がなかなか売れない、知名度がなかなか上がらない

という愚痴をこぼしたら、「和田君、人間、死んでからだよ」と言ってくださったのです。**今の知名度や売れ行きにあくせくするより、死んでから、みんながどう評価してくれるかのほうがよほど大切だし、今の人の評価に迎合する必要はない**ということを土居先生はおっしゃったのだと思います。

実は、当時はそれほどこの言葉は私に響かず、年をとるとそういうことを考えるのだなと思ったくらいでしたが、私も年をとるにつけ、この言葉が身に染みるようになってきました。何とかして、**死後も読んでもらえる本を出したいとか、死後も観てもらえる映画が撮りたい**とか思うようになったのです。

ただ、私が老年医療や専門分化医療の批判を始めて30年近く経ちますが、いまだにほとんど状況が変わっていませんので、先々評価されることもあるかもしれませんし、今急に本が売れ出したのもその前兆かもしれないという期待はありません。映画は今後も撮り続けるつもりで、1作くらいは後世に残るものが撮れないかと夢見ています。

イスラム教徒は、死後の世界を信じているから、現世で悪いこともしないし、なるべく善行を積むようにするといいます。私も、死んでからの評価を大事にしているので、テレビに出るために自分を曲げるとか、嘘つきと言われるような本を書かないようにしたいと心に誓っています。また、**葬式などは要らないし、墓なんてもっと要らないと思っています**。

葬式については、こちらが相手のことをわからないのに、死んでから、わざわざ忙しい時間を割いてもらうのは申し訳ない。本当に会いたい人には、生きているうちに会いたいと思います。墓についても、この少子化の中で、たとえば100年後も、その墓に参ってくれる人がいるとは思えません。

ただ、たまに観光地に行くと、たとえば、後世の人が勝手に墓を作ってくれて、今でも参る人がいるようなケースもあります。私に夢があるとすれば、そのような人になることです。逆に自分が死んでから何十年かのうちに誰にも相手にされないのなら、墓など要らないと考えるわけです。

もちろん、私にお金がないからそう考えるだけで、もっとお金があって、スタンフォードや、ジョンズ・ホプキンスのように自分の名前を冠した大学を作れれば、素晴らしいと思います。むしろ、日本に多くの大富豪が出現しているのに、そういうものを作らないのが不思議なくらいです。

定員を200人くらいにして、東京大学に受かった人だけに入学資格を与えて、年に1000万円くらいの奨学金を与えたら、偏差値が東京大学より高い大学などすぐ作れるでしょう。

死んだあとのことをあれこれ気にする人がいますが、そんなに気になるのなら、もう少し建設的に、自分の名前を残すための方法を考えるほうが、賢明に思えてならないのです。**死んでからのことを気にすると意外に悪いことやずるいことができないし、お天道様《てんとうさま》が見ているという気になれるから不思議です。**そういう意味でも、土居先生には今でも感謝しています。

生きた証しを残したい、それが私の行動原理

死後の世界を信じない私も年をとって、死がリアリティのあるものになってから、死んでからのことを空想することが多くなったのは確かです。土居健郎先生の言葉を通じて、死んでからも名前が残るような、著書や映画などを作りたいという夢を、恥ずかしながら述べさせてもらいましたが、そこまでたいそうなレベルでなくても、**死んでからの評判は割と気にするのは確かです。**

私はワインラバーで、2021年ごろから本が少しずつ売れ出して、何年か続いた経済的危機を脱したと思い、また高いワインを買い始めました。

長い間、自分の財政状態を考えて、我慢をしていたのですが、浦島太郎のような気分でワインを買うと、欲しかったワインの値段が何倍にも上がっている。でも、やっと買えるようになったので、つい買ってしまう。

問題は、これらをいつ開けるかです。予想以上に高くなってしまったため、開

けるのにちょっとした勇気が必要です。どれくらい高いかというと、1本で平均的な会社員の方の年収くらいにあたる金額です（こんな値段になることを私自身も予想していなかったのですが）。逆にこのくらい高くなると、飲んだ人の記憶に残る気も（こちらの甘い妄想かもしれませんが）します。

あの先生は気前のいい、本当にグルメな人だったと記憶に残るのなら、貴重なワインのコレクションが減っても、むしろ喜ばしいことです。ワインは置いておけば置いておくほど高くなることは痛いほどわかっていても、です。

でも、いつかは味が悪くなる（それが百年単位なのも驚きですが）のも確かだし、私だって飲まないまま死ねば後悔しか残りません。コレクションを見て、一人で悦に入るより、そういう使い方をしたいと思います。

ところで、私は東日本大震災の数日後から、原発の廃炉作業をしてくれる人たちのメンタルケアのボランティアを続けています。コロナ禍になって、先方の希望により、オンライン診療になりましたが、それまでは毎月、原発の近くまで通い続けました。今は多くの人の精神状態は落ち着いているので、どこまでニーズがあるのかはわかりませんが、当時は一部の文化人が東京から逃げ出したくらい放射能は恐れられていましたし、被災者が逆に差別されていたような時期もありました。

でも、そこで**何もしないより、誰もしないようなことをすれば、ちょっとくらい人々の記憶に残るのではないかという、ささやかな欲望が動機になっていたことは否めません**。

たとえ被ばくしてがんになっても、それも運命だし、かえって人様の同情を買うだろうなどと思って、通い続けました。子育てが終わっているので、がんになってもいいと当時言ってくれた臨床心理士も、ずっとボランティアを続けてくれています。

実は、私は阪神・淡路大震災のあとも1年間、毎週、神戸で心のケアのボランティアを行っていたのですが、どうもそれは忘れられているようです。だから今回も、私が東日本大震災後、メンタルケアのボランティアをしていることを人々がずっと覚えてくれて、死後にまで語り継がれると考えるのは甘いのかもしれません。それはわかっています。自己満足かもしれませんが、**死んだあとに私が生きていた証しを残したい**という思いが行動原理になっていることは、確かです。

反権力の立場を貫き、おトショリや患者さんの味方でい続ける

実は私は、発達障害の気《け》もあって、勉強はできるが性格が悪いタイプの典型例のような人間でした。

ただ、医師になってから尊敬できる師に出会い、留学などを通じてカウンセリングのスキルと知識を身につけることで、うぬぼれかもしれませんが、ほかの医師よりはコミュニケーションがうまい人間になれた気がします。

それ以上に、高齢者専門の総合病院で、死に直面した多くの患者さんの姿を見て、**死ぬ前に多くの人が訪ねてきて笑顔に囲まれるか、寂しい終末期を迎えるかは、その人の財産状況や現役時代の社会的地位ではなく、どれだけ人を大切にしてきたかである、**ということがよくわかったのです。

目下の人間に偉そうにしていると、人には慕われない。家族を大事にしないと、家族にも相手にされない。逆に下の人間を可愛がったり、横の人間関係を大切にしたり、家族の愛を優先してきた人は、それが死の間際になって（もっと前からの人が多いが）報われることを目の当たりにしてきました。

これが私の人生観や生き方を大きく変えたのは確かです。**肩書など一過性のものですし、大切なのは人に好かれることだし、少なくとも嫌われるようなことをしたらロクなことはないと痛感しました。**

老年精神医学という世界に望んだわけでもないのに入ることになったのは、神が決めたことのように思うことがときどきあります。性格の悪い私のような人間を再教育するため、老年精神医学という世界に入れたのかもしれないし、あまり才能のない人間に神がプレゼントしてくれた道かもしれないと思うこともありま す。昔は、老年精神医学の分野が金銭的なメリットをもたらすことはありませんでしたが、その世界で頑張ったおかげで書いた本も売れて、神のプレゼントなのだという感覚も強くなりました。

少なくとも、もっと神に恩返しをしたい気持ちは強くなっています。

あと、私が医学界も含めて反権力の立場を貫き、おトシヨリや患者さんの味方でい続けたいと思うのも、同じような動機からです。**偉い人になるために体制に媚を売っても、それで得られる肩書は一過性のもの**です。本が売れて、私が主張する運転免許返納反対をありがたがってくれる人が予想外に多いことも知りました。地方在住のおトシヨリが運転を継続できるかどうかは、死活問題なのでしょう。

高齢者を対象にした私の医療論や健康論はまだまだ少数派ですが、いつかはそれがスタンダードになって名前が残る日が来ることも夢見ています。

亡くなった近藤誠先生のように、信念を貫く人間でいたい。多数派にいないと偉くなれないだけでなく、多数派の医療を信じている人からの攻撃も受けます。新型コロナウイルスを必要以上に怖がらず、外に出たほうがいいと言うと袋叩きにされるのと同じ構造です。

そのためテレビのレギュラーコメンテーターの話などは、こんなに本が売れてもまったく来ません。**でも、テレビに出るために、お金を払って本を買ってくれる人を裏切るようなことだけはしたくないと強く思っています。**いい悪いは別として、正直な人だったと死んだあと言ってもらえれば十分に幸せです。

優先すべきは寿命よりQOL

尊厳死について考えてみたいと思います。

私は尊厳死という考え方は嫌いではありません。そこには、**どんな医療や治療を受けるかは医師が決めるものでなく、患者が決めるもの**だという私の思想背景があるからです。こんな当たり前のことを医師は認めたがらないようで、医師向けのサイトでも、私のせいで言うことを聞かない患者が増えたとか、脱洗脳の手間が増えたという声があり、それに反対する医師はほとんどいませんでした。

子育ての最中とかバリバリの現役で、自分が病気をしたり、最悪死ぬようなことになったりすると困る人が出るような時期であれば、飲むと体調が悪くなるような薬を我慢して飲んだり、飲みたい酒をやめたりする選択をする人もいるでしょう。むしろそれは当然です。

ただ、そうであっても、それだけの我慢が有効であるというエビデンス、つまりその治療や節制をすることで、ちゃんと5年後10年後に重病にかかる率や死亡率が下がるという日本人対象のデータがあってほしいのですが、欧米のものはあっても日本のものは皆無に等しいのです。

そのような海外のエビデンスがあるものでも、脳卒中にかかる率は10％から6％に下がるにすぎず、ゼロにはできません。逆に90％の人は薬を飲まなくても脳卒中にならないのです。

日本の場合は、脳卒中や心筋梗塞よりがんで亡くなる方がはるかに多いのです。**実際にエビデンスをとってみたら、我慢したほうがストレスで免疫機能が下がってがんが増えて、死亡率が上がることだって起こり得る**わけです。

いずれにせよ、子どもが無事に独立もし、自分も定年を迎えたという年齢の人の場合、そのくらいの確率の差であれば、あるいは、本当の確率がわからないというなら、医師のすすめる治療を受けず、節制をしないという選択肢はあり得ると思います。私の場合は、最高血圧が220mmHgありましたが、今は薬を飲んで170mmHgでコントロールしています。同じエビデンスがないにしても、さすがに220mmHgだといろいろなリスクが高まるはずですが、170mmHgくらいならどれだけのリスクがあるのかわからないからです。

ついでに言うと、**薬は飲みますが、酒も美食も塩分も節制はしていません。**

塩分に関しては、利尿剤を飲んでいるためか、かえってナトリウムは低値なので、むしろ多めに摂るようにしています。

血糖値にしても、もとは660mg／dlだったのを、今は300mg／dl以下でコントロールしています。これも血圧と同じ理由です。ただ、血糖値の場合は、660mg／dlだと喉が渇いて仕方がないという症状があったことも影響しています。血圧は200mmHgを超えても何の症状もなかったのですが、知り合いの医師に心肥大を指摘されてしまい、下げることにしました。

こういう生活を続けていると、いずれ、何か大病をするかもしれません。

そうなったら、生活も服薬も考えようと思っています。

実際、ワインはQOLのために節制していないが、年をとって肝臓が老化したためか昔と比べて早く酔うし、それ以上飲むと気分が悪くなります。楽しむために飲んでいるので、気分が悪くなるなら本末転倒です。節制はしませんが、**QO**

しが上がらないなら、体に悪いことはしないというスタンスをとっています。

どうせ、いつかは美食も飲酒もできなくなる。そうなる前に楽しんでおこうというのが私の考えです。薬についても、飲んだほうが調子がいいなら飲むし、悪いなら飲まない。そして、何らかの病気をして薬を飲んだほうが調子がいいなら素直に飲む。

要するに、**自己決定は元気なときにしておくべきということです。**死ぬ間際になって延命治療を拒否する意思を示しても、何の得もありません。それよりは人生を楽しめるうちに、多少寿命が短くなってもいいからQOLを優先するという自己決定をしておいたほうが有意義な人生を送れるということです。

私の考えを押しつけるつもりはありませんが、選択肢に入れてほしいと考えています。

若々しさを保つ「足し算医療」は大歓迎

私が自己決定として受けている医療は、実は現代医学型の「寿命が延びればいい」「病気を減らせばいい」というものではありません。

今の元気を維持する、できればそれ以上を目指し、今より若々しくなれる、少なくとも今の若さを維持する医療なら喜んで受けます。

実際、私は抗加齢医学の国際的権威であるクロード・ショーシャ博士のメソッドに従って、尿検査を受けたうえで、1日10種類以上のサプリメントを飲んでいます。さらに男性ホルモンの補充治療を受け続けていますし、自分のクリニックで別の先生がやっている幹細胞治療にもチャレンジしました。

そんな私の治療スタイルに対して、一般的な治療でエビデンスがないと批判をしながら、エビデンスがないのに高額な治療を行っているという批判を最近受けました。

私が言いたいのは、エビデンスがないのに、患者に押しつけたり、公費を使ったりすることが問題だということです。自費診療なら税金や健康保険料が上がることはありません。調子がよければ続ければいいですし、そうでなければやめればいいというスタンスです。私も調子がいいから続けているだけです。

私は外見についても医療を受けています。40代の末から老けた外見を避けるために、ボトックス注射でしわ伸ばしをしていますし、ほうれい線を目立たなくするために、自分の血小板も頬に入れています。

外見が若返ると気分も若返るからです。医療の力で、元気になったり、外見が若返ったりするのなら、使わないのがもったいないとさえ思います。

日本では国民皆保険で誰もが医療にアクセスできるために、悪いところを治す医療はそれなりに進歩しました。ところが、今より元気になり、若返る治療は保険の適用外なので、それほど普及していません。一方、高齢になればなるほど、元に戻すだけでは十分元気で若々しい元気な状態にはなれません。そこで医療の力を借りるべきだと考えているのです。

私はこれを「足し算医療」と呼んでいます。血圧にしても血糖値にしても出っ張っているところを叩こうという「引き算の医療」に対抗するものと考えています。

今までの医療は長生きを目指し、それだけが絶対正義として、医師が押しつけがましくふるまってきました。それに対して、**元気や若さを優先させる医療を自分で選択することがあってもいいと思います**。少なくとも選択肢に入れるべきです。

そうして自己決定をすることも、リビングウィルといえます。このような治療を施しても、いつかは若さも元気も失います。そうなったらそうなったときに考えると決めたほうが、人生の質が上がる気がしてなりません。

頭がフラフラするのを我慢してまで長生きする選択はしない

医療を通じて死亡率やさまざまな病気になる確率を多少下げることはできても、ゼロにすることはできません。むしろ、遺伝なのか体質なのか、何が原因かはわかりませんが、**現時点での人間の力では及ばないものがあるということは、私は素直に認めるべきだと考えています。**

もちろん、医学がより進歩したら、いろいろな病気をゼロにする医療ができるようになるのかもしれませんが、現在は、この薬を飲み、この生活をしたら脳卒中や心疾患にならないという保証はできません。確率がある程度下がるというエビデンスが欧米ではあるだけで、日本にはそれもありません。医師というものは医療であれ節制であれ、患者に強要すべきでありません。せいぜいエビデンスとしてどちらが長生きできるかの情報（何度も言いますが、これは日本のものはほとんどありません）を差し出し、そのうえで患者にアドバイスをしたり、選択のヒントを与えたりするに留めるべきだと私は考えています。

私が専門としている**認知症にしても、新薬が開発されたことになっていますが、その原因物質とされる（これだって確実なものではない）アミロイドβを減らすことはできてもゼロにはできません**し、ましてや認知症の発症を遅らせることはできても、なくすことはできません。

ただ、経験則で、頭を使ったり、仕事を続けたりするほうが発症も遅れるし、進行も緩やかになることが多い（私はほとんど、と感じています）ので、それをすめるだけです。頭痛や腰痛などの苦しみを取り除く場合を除いて、血圧や血糖値やそのほかの検査データの異常値に対処する医師たちは、今の患者の生活の質を上げることより、少しでも寿命を延ばすことや、脳卒中や心筋梗塞を減らすことに熱心なのでしょう。

がんの治療にしても、患者の生活の質より、5年後の生存率などにフォーカスを当てて治療をしているようです。だから、術後、やせ衰えたり抗がん剤で苦しんだりすることになっても、自分たちの治療は正しいものだと信じているように思えます。ただ、私にはそれは所詮、延命治療ですし、医師が考えるほどうまくいっているようには思えません。

それよりは、**どうせいつかは確実に死ぬのですし、それがいつになるかは神のみが知ることですから、今の自分が感じる幸せのほうが、確実にわかるものだ**と思えてならないのです。

もちろん患者自身が、検査データが正常値になることに喜びや幸せを感じるのなら、それを否定する気はありません。今の楽しみや安楽な生活を犠牲にしてまで、医師の言いなりになるかどうかは、患者の側が決めることだと私は信じています。

たとえば、動脈硬化が進んでくると、ある程度、血圧や血糖値が高くないと、酸素やブドウ糖が脳に行き渡らないようで、私の場合、正常値まで血圧を下げると頭がフラフラしてしまいます。**残りの人生をフラフラするのを我慢してまで長生きしようとは思いません。**

血糖値のほうも低血糖の時間帯を作りたくない（私は車の運転をするので、それが危ないと思っています）から、朝の血糖値を２００〜３００ｍｇ／ｄｌでコントロールしています。

もうひとつの問題は、どの程度まで体に悪いのなら我慢し、それほど害がないなら我慢をやめるかということです。

たとえば、前述のように血圧が１６０ｍｍＨｇの場合は、６年後に脳卒中になる確率は、放っておいても10％です。私の場合、そのくらいの確率ならば、薬をやめるほうを選ぶでしょうが、血圧が２００ｍｍＨｇの状態を放っておけば、脳卒中の確率が40％になるというなら、多少クラクラしても血圧の薬を飲もう、塩分を減らそうという選択をするかもしれません。

ところが、**脳卒中に高血圧がどの程度のリスクをもたらすかについて、日本人**

を対象に調査したデータは存在しません。本来、国民も厚生労働省もそのデータを要求すべきなのですが、それをしないから医師がやりたい放題になり、命令調で患者に薬の服用を強要したりするのです。

悪くなったら薬も飲むし治療もする、それでいい

私の場合は、仕方がないから、自分でこれ以上は危なそうだという数字を臨床経験から決めています。血圧については、もともと220mmHgあったものを、160〜170mmHgでいいだろうということに決めました。薬を飲んでいないわけでもありません。

ただし、人生を充実させることを優先したいので、毎日ワインを飲むし、塩分を控えることもありません。

血糖値については、もともとが660mg/dlあったのが運動で300mg

／ｄｌくらいまで下がったので、よしとしています。このくらいなら低血糖の時間帯が生じないだろうと考えているからです。６００ｍｇ／ｄｌを超えると喉が渇いて仕方がないのが苦痛でしたが、それがなくなりました。

ただし、**将来の網膜症や腎症に備えて、３００ｍｇ／ｄｌを超えた日は薬を飲みますし、3〜6カ月に一度は腎機能と眼底の検査はしています。**糖尿病になって4年半経ちますが、腎機能と眼底はまったく正常だとのことです。これも悪くなってきたら、血糖値のコントロールをもう少し厳しくするかもしれません。

そういう意味で、我々患者が判断の材料にできるような大規模比較調査をぜひやってもらいたいと思います。もちろん、どの程度の血圧や血糖値なら、どの程度の確率で何年後に脳卒中や腎症が起こるというエビデンスが出されても、自分の今の生活のほうを優先させるという選択肢もあっていいはずです。

エビデンスというのはあくまでも確率論であって、人間には個人差があるので、その通りに行かない人が必ずいるからです。

血圧が200mmHgの場合、脳卒中になる確率が5年後に40%くらいになるというなら、私も薬を飲むと書きましたが、それでも6割の人がならないのなら、そっちに賭けるという選択肢も否定しません。

たとえば、タバコを吸う人に対し、がんや肺気腫の確率が高まることが各種エビデンスからみて確かだと伝えたとします。でも、タバコをやめるくらいなら早死にしてもいいという人に対して、やめろと強要する気にはなりません。

大事にしたいのは、今の幸せは何より確かだということです。

人間はいつ死ぬかわかりませんが、60代はともかくとして、70代、80代の人は残念ながらそれが明日かもしれません。検査データがすべて正常でも、脳卒中や心筋梗塞で急死することはあります。

がんにしても、手遅れで見つかることは決して珍しいことではないのです。

脳卒中や心筋梗塞よりがんのほうが、死ぬまでの猶予があるからましだと私の知り合いのがんの専門医が言っていましたが、私もそんな気がしています。

明日どうなるかわからないから今日を楽しむという考え方を、医師たちは否定するでしょう。でも、**医師は患者が明日死ぬ確率を下げることはできても、それをゼロにすることも、予言することもできません。**悲しいことではありますが、今元気で楽しく過ごしていることが一番信じられることなのです。

私は血圧の薬は我慢して飲むことはあっても、食べたいものや飲みたいワインを我慢する気はありません。

人間の死ぬ確率は100%ですが、もうひとつ、100%確実なことは、人生は一度しかないということです。

この章では、私自身の「続けること、新しく始めること、やめること」をお話ししました。すべてを取り入れることはできないかもしれませんが、私の情報も参考にして、残りの人生を自分から見て有意義に過ごす（信教の自由は国民の権利ですので、楽しみより検査数値を選びたいという信念がある人を否定しません）ためにはどのようにすべきか、ご自分でしっかり判断してほしいと思います。

終章 ヨボヨボ老人よ、さようなら

対談

和田秀樹 × 田原総一朗

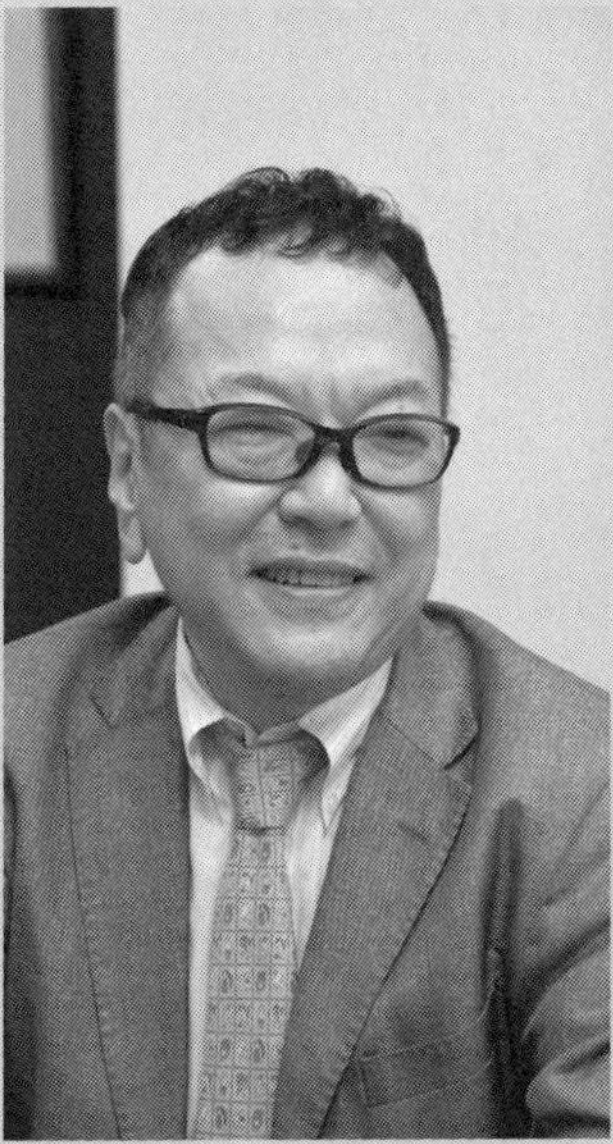

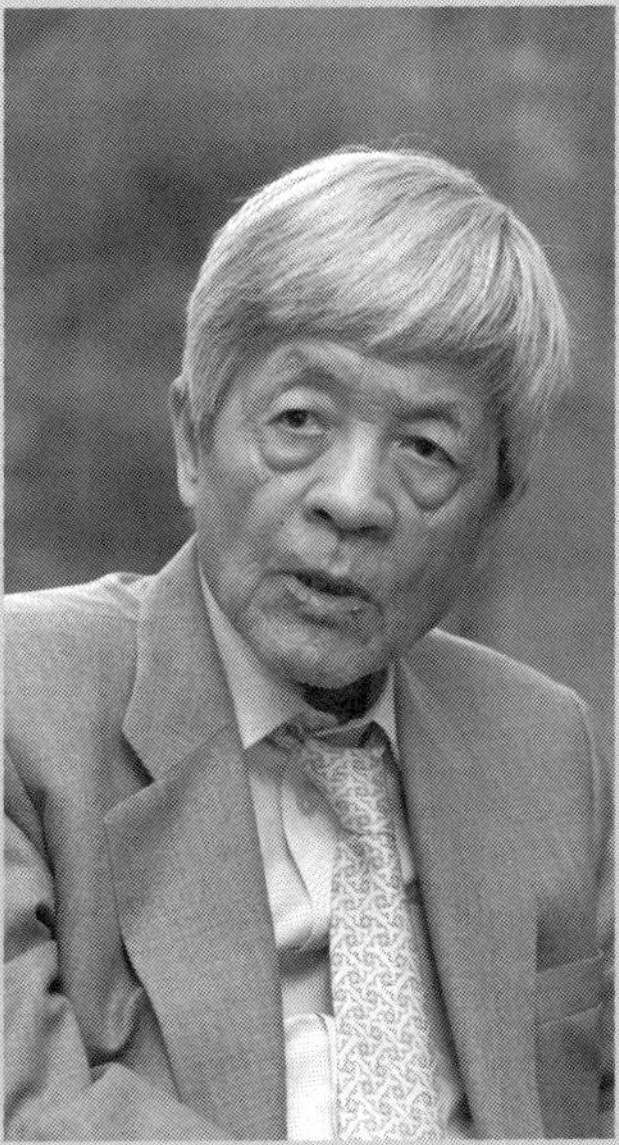

「60過ぎてから本が売れ始めた。
これからは映画も含めて高齢者を
元気にするような発信を続けたい」
——和田秀樹

「53歳で『朝まで生テレビ!』スタート。
このまま死ぬまで現役を目指す」
——田原総一朗

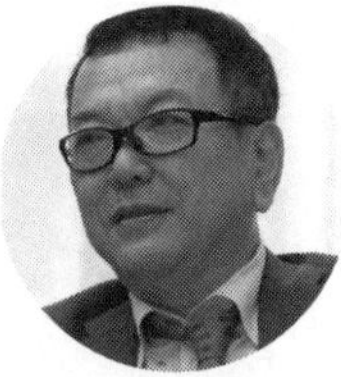

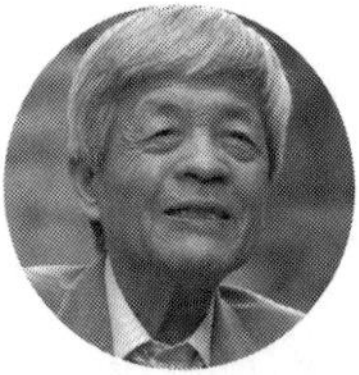

30年以上にわたり6000人超の高齢者を診てきた高齢者医療の専門医、和田秀樹氏が、「生涯現役」を体現している高齢者の代表的存在、ジャーナリストの田原総一朗氏と「100年人生」を輝いて生き続けるための秘策を語り合いました。

田原総一朗（以下・田原） 和田先生の『90代になっても輝いている人がやっているトシヨリ手引き』（毎日新聞出版）は、とても興味深く読ませてもらいました。「トシヨリはわがままでいい」「好きなことをしろ」、これはまさに僕が実践していることだね。

和田秀樹（以下・和田） 田原さんは実に上手に「老い」と付き合っておられる。補聴器もつけていらっしゃるんですよね。

田原 補聴器は、2017年ごろ、メディア関係者らと共謀罪法案の反対声明を出すことになり、その場で一緒になったジャーナリストの鳥越俊太郎さんから「田原さん、聴き取りにくそうだから補聴器をつけたらどうですか」とすすめられたんです。最初は片耳だけつけていたんですが、もう一度鳥越さんに会ったときに「両耳にしたほうがいいよ」と言われて両耳にしました。そうしたら**よく聞こえるようになり、人の話をちゃんと聞けるようになった**（笑）。

和田 耳が聞こえにくいまま放っておくと、認知症になりやすいことをＷＨＯ（世界保健機関）も認めています。今の高齢者は昔に比べて若い、とよくいわれますが、目と耳だけは残念ながら「若返らない」といわれています。聞こえにくい、見えにくいといった**「老いの始まり」に気づいたらごまかさず、補聴器や老眼鏡などを利用したほうがいい**のです。

田原 人の話が聞こえないと会話しなくなるからね。僕は、老化しないためには人としゃべる、コミュニケーションをとることが一番大事だと思っている。目は白内障の手術をしました。

和田 口はどうですか。

田原 今ね、実は歯が一番困ってるんですよ。上も下も入れ歯だと、やっぱり食べにくくて……。自分で食べてる気がしないわけ。

和田　それはちょっと残念ですね。

田原　肉は硬くて噛み切れない。元気な高齢者はよく肉を食べるといいますが、僕はもともと肉が好きでないこともあって、ほとんど食べない。その代わり、お寿司はよく食べています。

和田　お寿司はいいですよ。年をとればとるほど栄養素が足りていないことの害が出てきますが、いろんな寿司ネタを食べることで、足りない微量元素を摂取することができます。**高齢になるにつれ、食べるものの種類を増やしたほうがいいです。**

田原　僕は昔から、食べものに執着がないんですよ。何でもいいっていうか、これといって好きな食べものがない。酒も飲まないし、タバコも吸わない。甘いものが好きであんこは食べるけどね。趣味もなくて、麻雀もゴルフもやらないんです。

和田　世間から見ると田原さんは「好奇心の塊」にしか見えないから、ちょっとそれは驚きですね（笑）。

「伝聞は信用できない」が原点

和田　1987年から始まった「朝まで生テレビ!」(テレビ朝日系)は2023年で36年になりました。スタート当初、田原さんは53歳だったんですよね。

田原　僕は大学卒業後、ジャーナリストになりたいと思って、就職活動では朝日新聞、日本経済新聞、NHK、ニッポン放送、TBSなどたくさんマスコミを受けたんです。全部落ちたけれど、何とか岩波映画製作所に就職した。その後、東京12チャンネル(現・テレビ東京)に受かって、そこに入りました。今でこそ「テレビ東京」は素晴らしい局で人気があるけど、当時は〝三流テレビ局〟とみなされていて、「テレビ番外地」と言われていた。

和田　なぜジャーナリストになろうと思ったのですか。

田原　**僕は戦争を知っている最後の世代です。**小学5年生のときに終戦を迎えたんですが、1学期までは先生が、「この戦争は聖戦だ」と言っていたのに、2学期になると「間違いの戦争だった」と言う。英雄だった東条英機元首相らが逮捕され、「あいつは悪い」と非難された。新聞もラジオも180度、論調が変わったんです。そして高校生になると朝鮮戦争が始まった。「戦争反対!」と言ったら「おまえは共産主義者か」と怒られた。価値観が真逆になることが2回も起きて、**伝聞は信用できないと思った。何事も一次取材で情報を得る。それも、核心にいる人物からフェイス・トゥ・フェイスで話を聞くべきだ。**だからジャーナリストになろうと思ったんです。

和田　田原さんは幼い頃から病弱で、大学時代には十二指腸潰瘍を患い、会社員やフリー時代には自律神経と腸の不調に襲われ、「長生きできない」と思っていたと聞きましたが。

田原　そう。60歳ぐらいのときに、胃腸がまったく機能しなくなったんです。入院して検査したけれど原因がわからない。これは神経からきているんじゃないか、と医者に言われて大学病院の精神・神経科にかかった。それでも良くならない。困ったなと思っていたら、知り合いから東洋医学を試してみたらいいと言われ、鍼灸《しんきゅう》、指圧のいい先生を紹介してもらい、そこへ行くようになったらよくなりました。その先生はお亡くなりになって、現在はスポーツトレーナーに2週間に1回、自宅に来てもらい、マッサージを施してもらっています。

和田 西洋医学と東洋医学で何が一番違うかというと、西洋医学の人は血圧が140mmHgよりも上だったら一律に悪いと決めつけたり、同じ病気に対して全部同じ薬を使ったりする。ところが**東洋医学では、人にはそれぞれ「証《しょう》」という体質があって、証に合わせた薬を出し、鍼《はり》を打つ。「個人差」を認めるんですよね。**

田原 とくに高齢者は同じ病気でも症状が全然違ったりするから、必要なことだね。

和田 定年後に世の中への興味・関心を失い、うつになる人も少なくないんですよ。田原さんは何歳になっても世の中への興味や関心が尽きないそうですね。

田原 僕が自分でハッピーだと思うのは、テレビ東京を40代で辞めたことです。クビにならなかったら60歳まで勤めて終わりだったと思う。42歳でクビになってフリーになったから、自分で仕事を見つけて勝負しなければならなかった。それがあったから、今も現役を続けられているんです。

和田　私も似たようなもんです（笑）。38歳で常勤の医者を辞めたんです。

田原　なんで辞めたんですか。

和田　まあ、ちょっと書き物などで忙しくなったのと、上司とけんかしたのと、両方が重なって……。病院勤務を週2回勤務に減らしてほしいと上司に言ったら「規約にない」と怒られてクビになっちゃって。それでフリーになって、そこから生き方を模索するようになりました。

田原　医者がフリーになるってどういうこと？

和田　どこかの病院や医局に所属しないで、週に1回程度好きな病院で働いたり、あとは、医者以外の仕事、例えば文筆業などをやったりする。私の場合は、教育産業みたいなこともやっているんですけど。週2回だけ医者をやって、本業は音楽家という人や、医者をやりながら売れない小説を書いている人とか、二足のわらじを履いている何人かを知っていますよ。

彼女とのデートで「ドキドキする」

田原　売れない小説を書いて何が面白いの？　和田先生が書いている本は売れるからいいよね。

和田　確かに最近、急に本が売れ始めました（笑）。60歳ぐらいから売れ出しましたが、このブームはいつまで続くかわからないと思っています。でも逆に言えば、**70歳、80歳になっても書けるな、という多少の自信はあります**。ああ、これが自分の「天職」だったんだなって、この年になって気づきました（笑）。

田原　すごいペースで書いているよね。

和田　でも、本を書くのはまあ「ちょっと楽しい」ぐらいで、一番楽しいのはやっぱり映画を作っているときですね。一本でもいいから当たる映画を撮って、それで映画監督が本職になればすごい幸せだなと思います。

田原 僕も映画監督になりたかった。実は作ったことがあるんですよ。『あらかじめ失われた恋人たちよ』（1971年11月公開）という作品で、オリンピックの代表候補だった主人公が落ちぶれて放浪する途中に出会った男女と旅をするという、ある種のロード・ムービーです。

和田 桃井かおりさんや、写真家の加納典明さんが役者で出てましたね。

田原 自分としては自信作だったんだけどね、ただ封切りの時期が悪かった。連合赤軍事件が起きて、全然ヒットしなかった。

和田 そういえば田原さん、今付き合っている女性がいるとか。

田原 僕は70歳のときに2人目の妻を亡くしました。喪失感を埋めるために仕事にのめり込んだのですが、それから3年後、**73歳のとき、たまたま出席した同窓会で再会したのが今のガールフレンド**。学生のときに好きだったけど、怖くて好きとは言えなかった。でも70歳を過ぎて付き合い始めることができた。僕も彼女も伴侶を亡くしているんだね。彼女とは今、3週間に1回会っています。これはね、デートなんですね。そう、デート。

和田　デートはどこで？

田原　飯食ってそれで終わり。でも初恋のように今もドキドキする。

和田　ドキドキですか？

田原　はい、ドキドキします。

和田　食事は何を？

田原　僕は食べられるものが少ないので、お互いに好きなものを食べていますよ。会わないときにも毎日電話しています（笑）。政治経済や外交の話、青春時代の思い出や同級生の話まで、一緒に盛り上がれるのがうれしいね。

和田　それ、すごく大事なことだと思います。田原さんはいつもおしゃれですけど、デートするときはさらに身なりに気をつけたり、いつもと違うものを食べたりして「非日常」を味わう。そうしたことが**脳の前頭葉を刺激するんです。いや、素晴ら**

しい！　ほんとに素晴らしいです。

「理想の死」を考えても意味ない

和田　田原さんは「死」についてはどう考えられていますか。

田原　**死っていうのは生きることの終わりだから。勝手にやってくるもんだから、あれこれ考えても意味がないよね。**精一杯生きればいつ死んでもいいと思っている。僕がよく言っているのが「朝まで生テレビ！」の本番中に、「あれ、田原さん静かになったな」と思ってよく見たら死んでいた、というのが理想。ただし、番組のプロデューサーからは「収録が終わって『お疲れ様でした。ありがとうございました』と挨拶してからにしてください」と言われている（笑）。

和田　私が知るかぎり、**ほとんどの人の死に方って、「眠ったまま起きてこない状態」**なんです。ベッドの上で点滴をされているケースであろうと、家の中で亡くなるケースであろうとね。もがき苦しんで死ぬという人はほぼいなくて、いつの間にか旅立つ。仕事している最中に亡くなるケースもけっこうあります。だから理想の死に方とか考えても意味がないんですよ。田原さんは引退など考えられない？

田原 ストレスがないから考えないね。好きなことだけをしているから。唯一の趣味が人と話すことで、それが僕の仕事だから。

和田 私が田原さんが魅力的だなあ、と思うのは、これだけの知名度と、これだけの政治家の知り合いがたくさんいたら、選挙に出たり、大臣や都知事になりたくなったりすると思うんです。だけど田原さんはそれをしない。

田原 「縛り」が増えるからね。全部断る。実を言うと、**共産党以外の全政党から国会議員になってくれと言われた**。僕は滋賀県出身で、武村正義さん（元衆議院議員。2022年9月死去）が滋賀県知事を辞めるときに「次、田原さん頼むよ」と言われたけど断った。政府委員とかも一切やらない。

和田 田原さんはその生き方がいいんですよ。私もよく講演会に呼ばれるんですが、定年退職しても「元○○」という肩書の名刺を出す人が多すぎる。医者の中でも私が嫌いなのは「名誉教授」(笑)。いくつになったら「肩書」から自由になれるの？って思いますよね。

田原 **ここまできたら、仕事はずっと続けますよ。**だって、こんな面白い時代、ないんだよ。安全保障から経済からジェンダーギャップから少子化まで、**いっぱい、言わなきゃいけないことがある。**

和田 岸田文雄首相は少子化問題への対策で出生率を上げようとしていますが、出生率が回復しても、その人たちが労働力になるまでに20年かかるわけですよ。今の高齢者が元気であることのほうが、よっぽど大事だと私は思っています。ざっくり言いますと、要介護要支援者が19％。自立高齢者が81％。この8割の水準を維持できれば日本は元気でいられます。**高齢者が元気であることが何より大事だと思います。今、本を出しているのも高齢者に少しでも元気になってもらうための提言なんです。**

田原　いつまでもイキイキと仕事をすることが大事だね。だけどトシヨリが役職や肩書にこだわるのはよくない。僕の名刺には肩書ないよ、見てみて。名前と連絡先だけ。

和田　本当ですね。名前だけで、潔い（笑）。90代でも今のままの田原さんは十分、想像できるけど、100歳を超えた現役ジャーナリストって珍しい。〝人間国宝〟みたいになるの、いいんじゃないですか。

田原　頑張ります（笑）。

（構成／「サンデー毎日」編集部・藤後野里子）

田原総一朗（たはら・そういちろう）
1934年、滋賀県生まれ。1960年、早稲田大学を卒業。1963年、東京12チャンネル（現・テレビ東京）に入社。1977年、フリーに。「朝まで生テレビ！」「サンデープロジェクト」などテレビ出演多数。『堂々と老いる』（毎日新聞出版）『元気に長生き 自律神経の名医が教える生活習慣』（小林弘幸氏との共著・同）ほか著書多数。

おわりに

「老いる」という言葉は、日本では悪いイメージが強くなってしまいました。

昔は長生きするだけで幸せでしたし、また高齢者の数も少なく珍しい存在だったので、敬意も払われていました。

それがいつの間にか、年をとると誰でも衰えるのが当たり前で、それを世間が面倒をみないといけないし、衰えの後始末をしないといけないと思われるようになってしまいました。

たとえば、世間では年をとると車の運転が下手になるのは当然のことで、高齢になって運転するのは危険だし、害毒だと思われています。

75歳以上はとくに危険視されていて、認知機能テストも義務化されてしまいました。しかしながら、地方に行くと、とくにそうですが、75歳なんてまだまだ若いし、ハツラツとしているし、車の運転で不自由を感じる人などそれほど多くはいません。

実際の統計数字を見る限り、75歳以上でも高齢者の事故は決して多くないし、死亡事故は多いけれど（それでも昔と比べると数は減っていますし、高齢の運転免許保有者約2万人に1人くらいです）、現実にはその犠牲者の4割は自分自身である、いわゆる〝自爆〟といわれる事故です。

マスコミの連中が、おトシヨリの現実の姿を見ていないで（彼らの多くは大都市に住むエリートで、核家族の出身なので、おトシヨリを見ていないのです）、勝手なイメージをまき散らしています。

あるいは、財政の大赤字も高齢者のせいにされがちですが、今の1000兆円を超える借金の多くは、高齢者のために使ったお金ではなく、無駄な土木事業に使われたものです。

確かに社会保険料は上がり続けていますが、これも医師が臓器別診療で野放図に薬を処方しているツケといえるもので、高齢者に責任を帰していいものではありません。アメリカでエビデンスのない薬や多剤併用には保険会社がお金を出さないように、日本も公的な健康保険では、同じような基準でお金を出さないようにしたら、若い世代の給料から引かれるお金は確実に減り、彼らに迷惑をかけないで済むようになるでしょう。

ただ、日本でいちばん本が売れた私をテレビで見かけることがほとんどないように、テレビ局はこの手の本当のことを言うと、どういう圧力なのかわかりませんが、パージ（追放）します。

そして高齢者にまつわる悪いイメージは、むしろ高齢者の間で広まります。コロナ禍では、新型コロナウイルスはものすごい怖い病気であるとか、ワクチンは万能のようなデマ情報をテレビ局が拡散しました。しかし、若い人たちはネット情報も得られるので、高齢者の中でも持病があるなど弱い人しか新型コロナウイルスで亡くなっていないことも、ワクチン接種後に2000人超も死んでいることも、知っていました。ところが、テレビしか情報を得る方法がない高齢者が、デマ情報を信じて出歩かなくなったり、ワクチンの後遺症で苦しむことになったりしました。

ということで、私はテレビより古いメディアである書籍を通じて、本当のことを発信しようと決意しました。

幸いなことに、「サンデー毎日」という週刊誌で、私の考え方をたくさんのページを割いて紹介してくださるチャンスを得て、その評判がよかったので、それを大幅に編集し加筆したのが本書です。

驚くような話も多々あったかもしれませんが、私が長年、高齢者を診てきた中で得た本当の話を書いたつもりです。ひょっとしたら読者の方の普段感じている実感に合っているかもしれません。

いずれにせよ、年をとったら先の心配をするより、今をより充実させることが大切だと私は信じていますし、私はまだ63歳で、トシヨリの仲間入りをしていませんが、その考えのもとに生きています。

どんなに不確実な時代になっても、確かなことはいくつかあります。

今日が明日より、それどころか今日以降のすべての日より自分は若いこと。

人間は誰でも死ぬこと。

これからどんどん死ぬ確率が高くなること。

今85歳でも、86歳を生きるということがどんなことかを知らないこと。

私の言うことをすべて信じろというつもりはありませんが、私は皆さんの知らない90歳の人も95歳の人も見てきていますし、経験的にお伝えできることがあると自負しています。そして、なるべく亡くなるときに後悔しないで済むようにと、私が経験から得たことをお伝えしたつもりです。

さらに、今を充実させるために何ができるかもお伝えしたつもりです。

本書で紹介したように、血圧が１６０ｍｍＨｇの人が薬を飲んでいても、６年後にその中の６％が脳卒中になるように、人間は運命には勝てません。

それでも、少しでも確率を下げるために薬に頼り食事を我慢するのか、開き直って今を楽しむのかは、もちろん読者の方の自由です。

ただ、いくら年をとっていても自己決定はしてほしいし、マスコミや医師の言いなりにならないでほしいというのが、著者の真意です。本書がそのヒントになれば幸甚この上ありません。

末筆になりますが、本書の編集の労をとっていただいた毎日新聞出版図書編集部の峯晴子さんには、この場を借りて深謝いたします。

２０２３年11月

和田秀樹

和田秀樹（わだ・ひでき）
1960年大阪府生まれ。東京大学医学部卒業。精神科医。東京大学医学部附属病院精神神経科助手、米国カール・メニンガー精神医学校国際フェロー等を経て、現在、和田秀樹こころと体のクリニック院長。30年以上にわたって高齢者医療の現場に携わっている。『70歳が老化の分かれ道』（詩想社新書）、『60歳からはやりたい放題』（扶桑社新書）、『80歳の超え方』（廣済堂新書）、『70歳からは大学病院に行ってはいけない』（宝島社新書）、『80歳の壁』『ぼけの壁』（どちらも幻冬舎新書）、『90代になっても輝いている人がやっているトシヨリ手引き』（毎日新聞出版）など著書多数。

老《お》いたら好《す》きに生《い》きる
健康《けんこう》で幸《しあわ》せなトシヨリになるために続《つづ》けること、始《はじ》めること、やめること

第1刷　2023年12月15日
第8刷　2024年12月5日

著　者　和田秀樹《わだひでき》

発行人　山本修司

発行所　毎日新聞出版
〒102-0074
東京都千代田区九段南1-6-17 千代田会館5階
営業本部：03 (6265) 6941
図書編集部：03 (6265) 6745

印刷・製本　中央精版印刷

ISBN978-4-620-32797-6